LIVRO DE
DE COZINHA COM BAIXO TEOR DE GORDURA

BOA ALIMENTAÇÃO SAUDÁVEL PARA TODOS OS DIAS

REYNA OLIVAR

ÍNDICE

4

INTRODUÇÃO

Uma dieta com baixo teor de gordura é aquela que restringe a gordura e, muitas vezes, também a gordura saturada e o colesterol. Dietas com baixo teor de gordura destinam-se a reduzir a ocorrência de doenças como doenças cardíacas e obesidade. Para perda de peso, eles têm um desempenho semelhante a uma dieta pobre em carboidratos, uma vez que a composição de macronutrientes não determina o sucesso da perda de peso. A gordura fornece nove calorias por grama, enquanto os carboidratos e as proteínas fornecem quatro calorias por grama. O Institute of Medicine recomenda limitar a ingestão de gordura a 35% do total de calorias para controlar a ingestão de gordura saturada.

Embora a gordura seja uma parte essencial da dieta de uma pessoa, existem "gorduras boas" e "gorduras ruins". Saber a diferença pode ajudar uma pessoa a fazer escolhas informadas sobre suas refeições.

Se você está seguindo uma dieta saudável e equilibrada, geralmente é desnecessário restringir a ingestão de gordura. No entanto, sob certas circunstâncias, limitar a gordura em sua dieta pode ser benéfico.

Por exemplo, dietas com baixo teor de gordura são recomendadas se você estiver se recuperando de uma cirurgia da vesícula biliar ou tiver doença da vesícula biliar ou do pâncreas.

Dietas com baixo teor de gordura também podem prevenir azia, reduzir o peso e melhorar o colesterol.

CAFÉ DA MANHÃ

1. Café da manhã com aveia

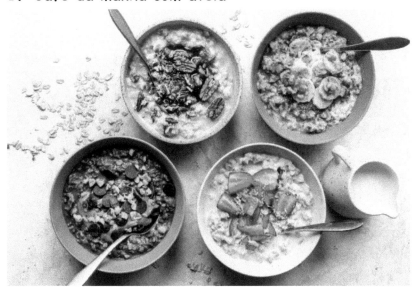

Serve 1 porção

Ingredientes

- 1 xícara de aveia cozida
- 1 colheres de chá de terralinhosementes
- 1 colheres de chá de sementes de girassol
- Uma pitada de canela
- Metade das colheres de cacau

instruções

a) Cozinhe a aveia com água quente e depois misture todos os ingredientes.

b) Adoce, se necessário, com algumas gotas de mel cru.

c) Opcional: Você pode substituir as sementes de girassol por semente de abóbora ou chia.

d) Você pode adicionar um punhado de mirtilos ou quaisquer outras frutas em vez de cacau.

2. Café da manhã com iogurte de aveia

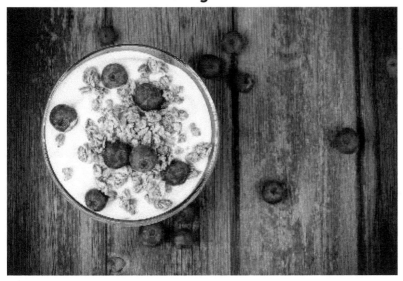

Serve 1 porção
Ingredientes

- 1/2 xícara de aveia seca

- Punhado de mirtilos (opcional)

- 1 xícara de iogurte desnatado

instruções

a) Misture todos os ingredientes e espere 20 minutos ou deixe na geladeira de um dia para o outro se estiver usando aveia cortada em aço.

b) Servir

3. Aveia de Cacau

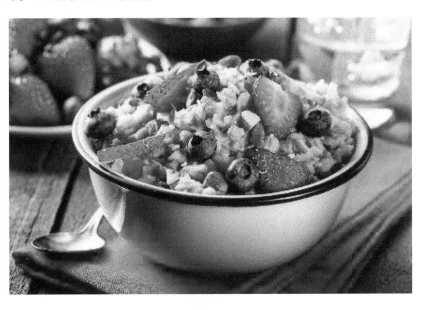

SERVE 1 PORÇÃO

Ingredientes

- 1/2 xícara de aveia

- 2 xícaras de água

- Uma pitada de colheres de chá de sal

- 1/2 colheres de chá de terrabaunilhafeijão

- 2 colheres de cacau em pó

- 1 colheres de sopacrumel

- 2 colheres de sopa de chãolinhofarinha de sementes

- uma pitada de canela

- 2 claras de ovo

instruções

a) Em uma panela em fogo alto, coloque a aveia e o sal. Cubra com 3 xícaras de água. Deixe ferver e cozinhe por 3-5 minutos, mexendo de vez em quando. Continue adicionando 1/2 xícara de água, se necessário, à medida que a mistura engrossa.

b) Em uma tigela separada, misture 4 colheres de sopa de água nas 4 colheres de sopa de cacau em pó para formar um molho suave. Adicione a baunilha na panela e mexa.

c) Abaixe o fogo para baixo. Adicione as claras e bata imediatamente. Adicione a farinha de linhaça e a canela. Mexa para combinar. Retire do fogo, adicione o mel cru e sirva imediatamente.

d) Sugestões de cobertura: morangos fatiados, mirtilos ou algumas amêndoas.

4. Aveia noturna com mirtilo e baunilha

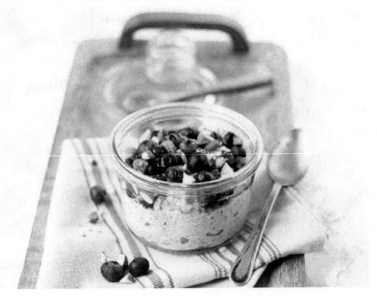

Serve 1 porção
Ingredientes

- 1/2 xícara de aveia

- 1/3 xícara de água

- 1/4 xícara de iogurte desnatado

- 1/2 colheres de chá de terrabaunilhafeijão

- 1 colheres de sopalinhofarinha de sementes

- Uma pitada de sal

- Mirtilos, amêndoas, amoras,crumelpara cobertura

instruções

a) Adicione os ingredientes (exceto as coberturas) à tigela à noite. Refrigere durante a noite.

b) De manhã, mexa a mistura. Deve ser grosso. Adicione as coberturas de sua preferência.

5. Aveia de Maçã

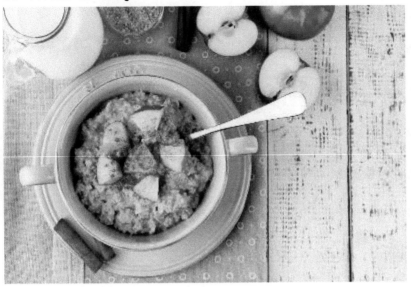

Serve 1 porção

Ingredientes

- 1 maçã ralada

- 1/2 xícara de aveia

- 1 xícara de água

- pitada de canela

- 2 colheres de chá crumel

instruções

a) Cozinhe a aveia com a água por 3-5 minutos.

b) Adicione a maçã ralada e a canela. Misture o mel cru.

6. Manteiga de Amêndoa Banana Aveia

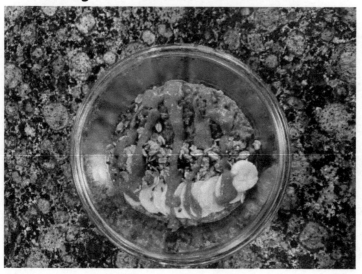

Serve 1 porção
Ingredientes

- 1/2 xícara de aveia

- 3/4 xícara de água

- 1 clara de ovo

- 1 banana

- 1 colheres de sopa.linhofarinha de sementes

- 1 colher de chácrumel

- uma pitada de canela

- 1/2 colheres de sopa.amêndoamanteiga

instruções

a) Misture a aveia e a água em uma tigela. Bata a clara de ovo e, em seguida, misture com a aveia crua. Ferva no fogão. Verifique a consistência e continue a aquecer conforme necessário até que a aveia esteja fofa e grossa. Amasse a banana e adicione à aveia. Aquecer por 1 minuto

b) Junte a linhaça, o mel cru e a canela. Cubra com manteiga de amêndoa!

7. Aveia de coco e romã

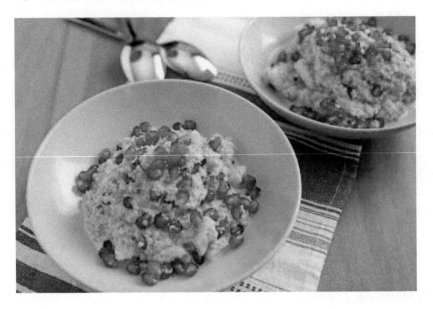

SERVE 1 PORÇÃO

Ingredientes

- 1/2 xícara de aveia

- 1/3 xícara de leite de coco

- 1 xícara de água

- 2 colheres de sopa. coco ralado sem açúcar

- 1-2 colheres de sopa.linhofarinha de sementes

- 1 colheres de sopa.crumel

- 3 colheres de sopa. sementes de romã

instruções

a) Cozinhe a aveia com o leite de coco, a água e o sal.

b) misture o coco, o mel cru e a farinha de linhaça. polvilhe com coco extra e sementes de romã.

8. Massa de pizza de ovo

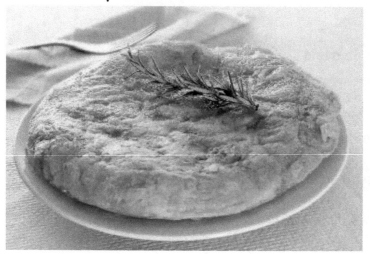

Ingredientes

- 3 ovos
- 1/2 xícara de farinha de coco
- 1 xícara de leite de coco
- 1 dente de alho amassado

instruções

a) Misture e faça uma omelete.

b) Servir

9. Omelete com legumes

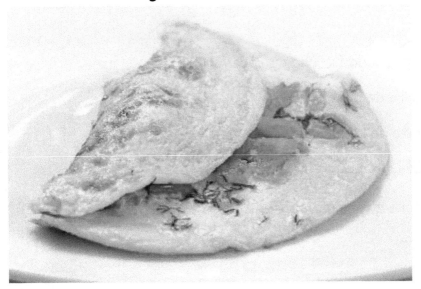

Serve 1 porção

Ingredientes

- 2 ovos grandes

- Sal

- Pimenta preta da terra

- 1 colher de cháOlivaóleo oucominhoóleo

- 1 xícara de espinafre, tomate cereja e 1 colher de queijo iogurte

- Flocos de pimenta vermelha esmagados e uma pitada de endro

instruções

a) Bata 2 ovos grandes em uma tigela pequena. Tempere com sal e pimenta preta moída e reserve. Aqueça 1 colher de chá de azeite em uma frigideira média em fogo médio.

b) Adicione o espinafre, os tomates, o queijo e cozinhe, mexendo, até murchar (aprox. 1 minuto).

c) Adicione os ovos; cozinhe, mexendo ocasionalmente, até ficar firme, cerca de 1 minuto. Misture o queijo.

d) Polvilhe com flocos de pimenta vermelha esmagada e endro.

10. Muffins de Ovos

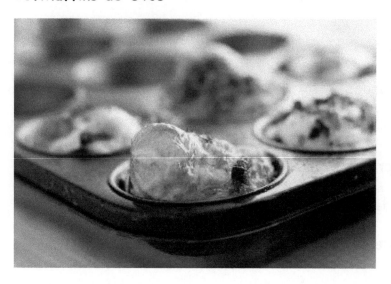

Porção: 8 muffins

Ingredientes

- 8 ovos
- 1 xícara de pimentão verde picado
- 1 xícara de cebola em cubos
- 1 xícara de espinafre
- 1/4 colheres de chá de sal
- 1/8 colheres de chá de pimenta preta moída
- 2 colheres de água

instruções

a) Aqueça o forno a 350 graus F. Unte 8 forminhas de muffin.

b) Bata os ovos juntos.

c) Misture o pimentão, espinafre, cebola, sal, pimenta preta e água. Despeje a mistura em forminhas de muffin.

d) Asse no forno até que os muffins estejam prontos no meio.

11. Ovos mexidos de salmão defumado

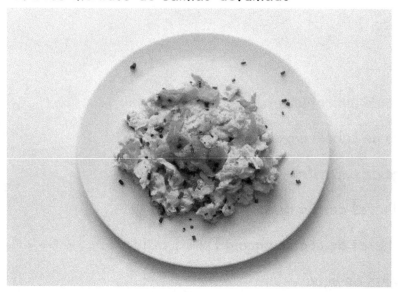

Ingredientes

- 1 colher de chácocoóleo
- 4 ovos
- 1 colheres de água
- 4 onças. salmão defumado, fatiado
- 1/2 abacate
- pimenta preta moída a gosto
- 4 cebolinhas picadas (ou use 1 cebolinha verde, em fatias finas)

instruções

a) Aqueça uma frigideira em fogo médio.

b) Adicione o óleo de coco à panela quando estiver quente.

c) Enquanto isso, bata os ovos mexidos. Adicione os ovos à frigideira quente, juntamente com o salmão defumado. Mexendo continuamente, cozinhe os ovos até ficarem macios e fofos.

d) Retire do fogo. Cubra com abacate, pimenta preta e cebolinha para servir.

12. bife e ovos

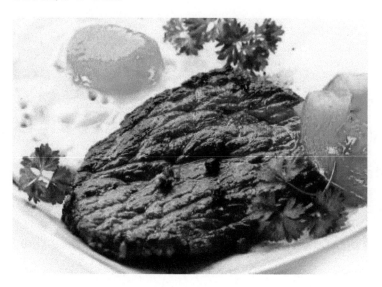

SERVE 2 PORÇÕES

Ingredientes

- 1/2 libra de bife desossado ou lombo de porco
- 1/4 colheres de chá de pimenta preta moída
- 1/4 colheres de chá de sal marinho (opcional)
- 2 colheres de chácocoóleo
- 1/4 cebola, em cubos
- 1 pimentão vermelho, em cubos
- 1 punhado de espinafre ou rúcula
- 2 ovos

instruções

a) Tempere o bife fatiado ou o lombo de porco com sal marinho e pimenta preta. Aqueça uma frigideira em fogo alto. Adicione 1 colher de chá de óleo de coco, cebola e carne quando a panela estiver quente e refogue até que o bife esteja levemente cozido.

b) Adicione o espinafre e o pimentão vermelho e cozinhe até que o bife esteja pronto ao seu gosto. Enquanto isso, aqueça uma frigideira pequena em fogo médio. Adicione o óleo de coco restante e frite dois ovos.

c) Cubra cada bife com um ovo frito para servir.

13. Ovo Assado

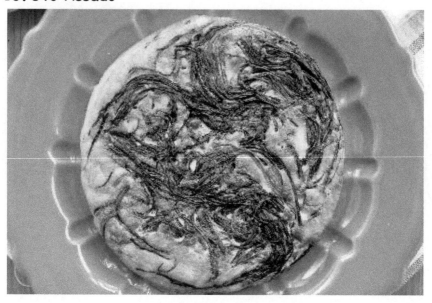

Serve 6 porções

Ingredientes

- 2 xícaras de pimentão vermelho ou espinafre picado
- 1 xícara de abobrinha
- 2 colheres de sopacocoóleo
- 1 xícara de cogumelos fatiados
- 1/2 xícara de cebolinha verde fatiada
- 8 ovos
- 1 xícara de leite de coco
- 1/2 xícaraamêndoafarinha de trigo
- 2 colheres de sopa de salsa fresca picada
- 1/2 colheres de chá de manjericão seco
- 1/2 colheres de chá de sal
- 1/4 colheres de chá de pimenta preta moída

instruções

a) Pré-aqueça o forno a 350 graus F. Coloque o óleo de coco em uma frigideira. Aqueça-o em fogo médio. Adicione os cogumelos, cebola, abobrinha e pimenta vermelha (ou espinafre) até que os legumes estejam macios, cerca de 5 minutos. Escorra os legumes e espalhe-os sobre a assadeira.

b) Bata os ovos em uma tigela com leite, farinha, salsa, manjericão, sal e pimenta. Despeje a mistura de ovos na assadeira.

c) Asse em forno pré-aquecido até que o centro esteja firme (aprox. 35 a 40 minutos).

14. Fritada

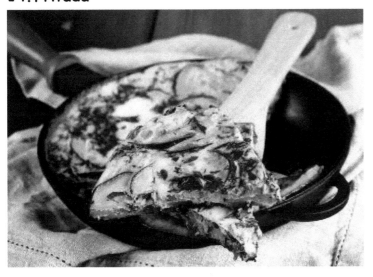

6 porções

Ingredientes

- 2 colheres de sopaOlivaóleo ouabacateóleo

- 1Abobrinha, fatiada

- 1 xícara de espinafre fresco rasgado

- 2 colheres de sopa de cebolinha verde fatiada

- 1 colher de chá de alho amassado, Sal e pimenta a gosto

- 1/3 xícara de leite de coco

- 6 ovos

instruções

a) Aqueça o azeite em uma frigideira em fogo médio. Adicione a abobrinha e cozinhe até ficar macia. Misture o espinafre, a cebola verde e o alho. Tempere com sal e pimenta. Continue cozinhando até o espinafre murchar.

b) Em uma tigela separada, bata os ovos e o leite de coco. Despeje na frigideira sobre os legumes. Reduza o fogo para baixo, tampe e cozinhe até que os ovos estejam firmes (5 a 7 minutos).

15. Naan / Panquecas / Crepes

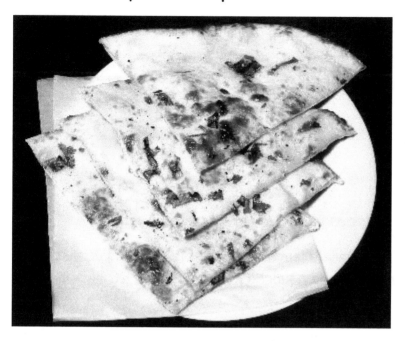

Ingredientes

- 1/2 xícaraamêndoafarinha de trigo
- 1/2 xícara de farinha de tapioca
- 1 xícara de leite de coco
- Salt
- cocoóleo

instruções

a) Misture todos os ingredientes juntos.

b) Aqueça uma panela em fogo médio e despeje a massa na espessura desejada. Quando a massa estiver firme, vire para assar do outro lado.

c) Se você quiser que este seja um crepe de sobremesa ou panqueca, omita o sal. Você pode adicionar alho picado ou gengibre na massa, se quiser, ou alguns temperos.

16. Panquecas de Abobrinha

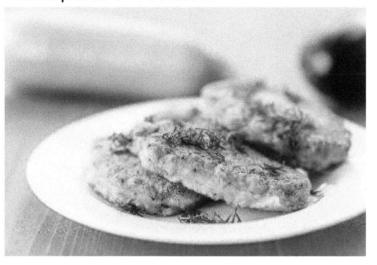

Serve 3 porções

Ingredientes

- 2 abobrinhas médias

- 2 colheres de cebola picada

- 3ovos batidos

- 6 a 8 colheres de sopaamêndoafarinha de trigo

- 1 colher de chá de sal

- 1/2 colheres de chá de pimenta preta moída

- cocoóleo

instruções

a) Aqueça o forno a 300 graus F.

b) Rale a abobrinha em uma tigela e misture a cebola e os ovos. Misture 6 colheres de sopa de farinha, sal e pimenta.

c) Aqueça uma frigideira grande em fogo médio e adicione o óleo de coco na panela. Quando o óleo estiver quente, abaixe o fogo para médio-baixo e adicione a massa na panela. Cozinhe as panquecas cerca de 2 minutos de cada lado, até dourar. Coloque as panquecas no forno.

17. Crosta de torta salgada

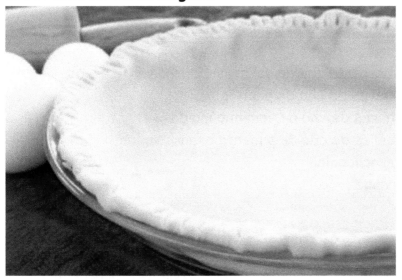

Ingredientes

- 11/4 xícaras escaldadasamêndoafarinha de trigo
- 1/3 xícara de farinha de tapioca
- 3/4 colheres de chá de sal marinho finamente moído
- 3/4 colheres de chá de páprica
- 1/2 colheres de chá de cominho moído
- 1/8 colheres de chá de pimenta branca moída
- 1/4 xícaracocoóleo
- 1 ovo grande

instruções

a) Coloque a farinha de amêndoa, farinha de tapioca, sal marinho, baunilha, ovo e açúcar de coco (se você usar açúcar de coco) na tigela de um processador de alimentos. Processe 2-3 vezes para combinar. Adicione óleo e mel cru (se você usar mel cru) e pulse com vários pulsos de um segundo e depois deixe o processador de alimentos funcionar até que a mistura se junte. Mova a massa para uma folha de filme plástico. Enrole e pressione a massa em um disco de 9 polegadas. Refrigere por 30 minutos.

b) Remova o filme plástico. Pressione a massa no fundo e nas laterais de um prato de torta com manteiga de 9 polegadas. Aperte um pouco as bordas da crosta. Resfrie na geladeira por 20 minutos. Coloque o rack do forno na posição intermediária e pré-aqueça o forno a 375F. Leve ao forno e asse até dourar.

18. quiche

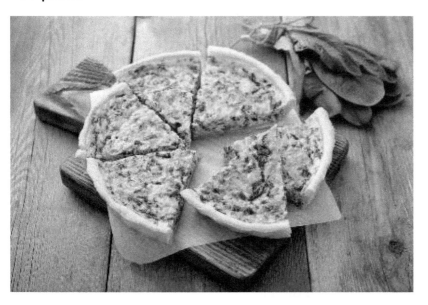

SERVE 2-3

Ingredientes

- 1 crosta de torta salgada pré-cozida e resfriada

- 8 onças de espinafre orgânico, cozido e escorrido

- 6 onças de carne de porco em cubos

- 2 chalotas médias, cortadas em fatias finas e refogadas

- 4 ovos grandes

- 1 xícara de leite de coco

- 3/4 colheres de chá de sal

- 1/4 colheres de chá de pimenta preta moída na hora

instruções

a) Doure a carne de porco no óleo de coco e adicione o espinafre e a cebolinha. Separe uma vez feito.

b) Pré-aqueça o forno a 350F. Em uma tigela grande, misture os ovos, o leite, o sal e a pimenta. Bata até ficar espumoso. Adicione cerca de 3/4 da mistura de recheio escorrida, reservando o outro 1/4 para "top" a quiche. Despeje a mistura de ovos na crosta e coloque o recheio restante em cima da quiche.

c) Coloque a quiche no forno no centro da prateleira do meio e asse sem mexer por 45 a 50 minutos.

19. Bolas de gergelim de queijo cottage

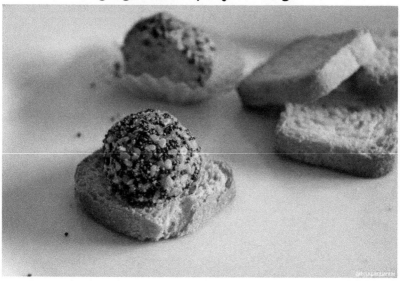

Ingredientes

- 16 onças de queijo de fazendeiro ou queijo cottage
- 1 xícara de amêndoas bem picadas
- 1 e 1/2 xícaras de aveia

instruções

a) Em uma tigela grande, misture o queijo cottage, as amêndoas e a aveia.

b) Faça bolinhas e passe na mistura de sementes de gergelim.

APERITIVOS

20. Húmus

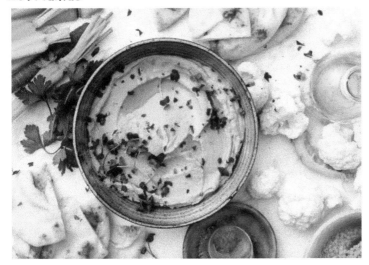

Ingredientes

- 2 xícaras de grão de bico cozido (grão-de-bico)

- 1/4 xícara (59 ml) de suco de limão fresco

- 1/4 xícara (59 ml) de tahine

- Metade de um dente de alho grande, picado

- 2 colheres de sopaOlivaóleo oucominhoóleo, além de mais para servir

- 1/2 a 1 colher de chá de sal

- 1/2 colheres de chá de cominho moído

- 2 a 3 colheres de sopa de água

- Uma pitada de páprica moída para servir

instruções

a) Junte o tahine e o suco de limão e bata por 1 minuto. Adicione o azeite, o alho picado, o cominho e o sal à mistura de tahine e limão. Processe por 30 segundos, raspe as laterais e processe mais 30 segundos.

b) Adicione metade do grão de bico ao processador de alimentos e processe por 1 minuto. Raspe os lados, adicione o grão de bico restante e processe por 1 a 2 minutos.

c) Transfira o homus para uma tigela e regue cerca de 1 colher de sopa de azeite por cima e polvilhe com páprica.

21. guacamole

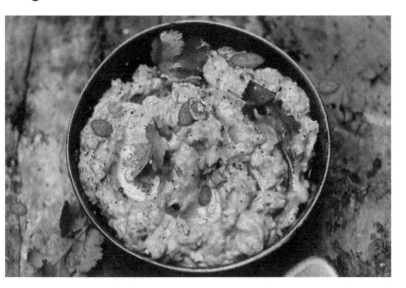

Ingredientes

- 4 abacates maduros
- 3 colheres de sopa de suco de limão espremido na hora (1 limão)
- 8 traços de molho de pimenta
- 1/2 xícara de cebola em cubos
- 1 dente de alho grande, picado
- 1 colher de chá de sal
- 1 colher de chá de pimenta preta moída
- 1 tomate médio, sem sementes e em cubos pequenos

instruções

a) Corte os abacates ao meio, retire os caroços e retire a polpa.

b) Imediatamente adicione o suco de limão, molho de pimenta, alho, cebola, sal e pimenta e misture bem. Corte os abacates. Adicione os tomates.

c) Misture bem e prove o sal e a pimenta.

22. Baba Ghanoush

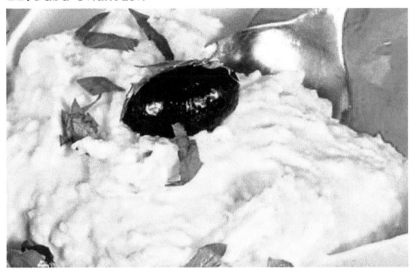

Ingredientes

- 1 berinjela grande
- 1/4 xícara de tahine, e mais conforme necessário
- 3 dentes de alho, picados
- 1/4 xícara de suco de limão fresco, além de mais, conforme necessário
- 1 pitada de cominho moído
- sal, a gosto
- 1 colher de sopa extra virgemOlivaóleo ouabacateóleo
- 1 colher de sopa de salsa lisa picada
- 1/4 xícara de azeitonas pretas curadas em salmoura, como Kalamata

instruções

a) Grelhe a berinjela por 10 a 15 minutos. Aqueça o forno (375 F).

b) Coloque a berinjela em uma assadeira e asse por 15-20 minutos ou até ficar bem macia. Retire do forno, deixe esfriar, retire e descarte a pele. Coloque a polpa da berinjela em uma tigela. Usando um garfo, amasse a berinjela até obter uma pasta.

c) Adicione 1/4 xícara de tahine, alho, cominho, 1/4 xícara de suco de limão e misture bem. Tempere com sal a gosto. Transfira a mistura para uma tigela e espalhe com as costas de uma colher para formar um poço raso. Regue o azeite por cima e polvilhe com a salsa.

23. Espinacase la Catalana

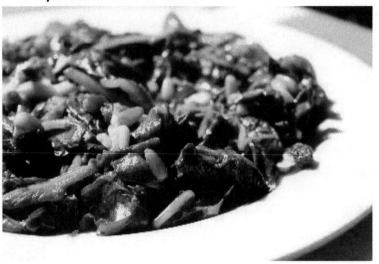

Serve 4 porções

Ingredientes

- 2 xícaras de espinafre

- 2 dentes de alho

- 3 colheres de caju

- 3 colheres de sopa de groselhas secas

- Olivaóleo ouabacateóleo

instruções

a) Lave o espinafre e corte os talos. Cozinhe o espinafre no vapor por alguns minutos.

b) Descasque e corte o alho. Despeje algumas colheres de azeite e cubra o fundo de uma frigideira. Aqueça a panela em fogo médio e refogue o alho por 1-2 minutos.

c) Adicione as castanhas de caju e as groselhas à panela e continue a refogar por 1 minuto. Adicione o espinafre e misture bem, revestindo com azeite. Sal a gosto.

24. tapenade

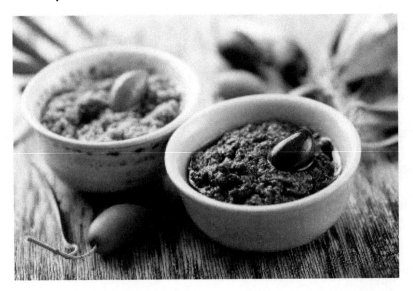

Ingredientes

- 1/2 libra de azeitonas mistas sem caroço
- 2 filés de anchovas, lavados
- 1 dente de alho pequeno, picado
- 2 colheres de alcaparras
- 2 a 3 folhas de manjericão fresco
- 1 colher de sopa de suco de limão espremido na hora
- 2 colheres de sopa extra virgemOlivaóleo oucominhoóleo

instruções

a) Lave as azeitonas em água fria.

b) Coloque todos os ingredientes na tigela de um processador de alimentos. Processe para combinar, até que se torne uma pasta grossa.

c) Transfira para uma tigela e sirva

25. Molho de Pimenta Vermelha

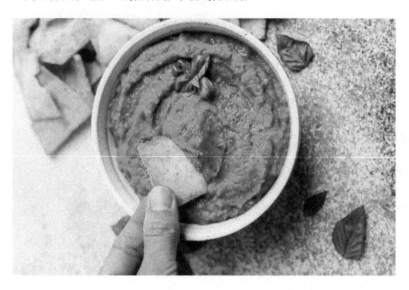

Ingredientes

- 1 libra de pimentão vermelho
- 1 xícara de queijo de agricultor
- 1/4 xícara virgemOlivaóleo ouabacateóleo
- 1 colheres de sopa de alho picado
- Suco de limão, sal, manjericão, orégano, flocos de pimenta vermelha a gosto.

instruções

a) Asse os pimentões. Cubra-os e deixe esfriar por cerca de 15 minutos. Descasque os pimentões e retire as sementes e os talos.

b) Pique as pimentas. Transfira os pimentões e o alho para um processador de alimentos e processe até ficar homogêneo.

c) Adicione o queijo dos fazendeiros e o alho e processe até ficar homogêneo.

d) Com a máquina em funcionamento, adicione o azeite e o suco de limão. Adicione o manjericão, orégano, flocos de pimenta vermelha e 1/4 colher de chá de sal e processe até ficar homogêneo.

e) Ajuste o tempero à gosto. Despeje em uma tigela e leve à geladeira.

26. Berinjela e Iogurte

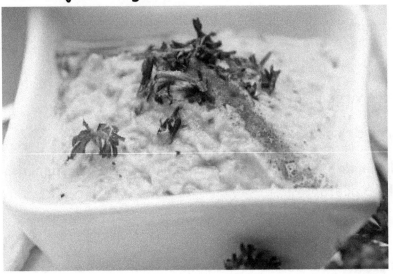

Ingredientes

- 1 quilo de berinjela picada
- 3 chalotas sem casca
- 3 dentes de alho sem casca

instruções

a) Misture 1 libra de berinjela picada, 3 chalotas com casca e 3 dentes de alho com casca com 1/4 xícara de azeite, sal e pimenta em uma assadeira.

b) Asse a 400 graus por meia hora. Deixe esfriar e esprema as chalotas e o alho de suas peles e pique. Misture com a berinjela, amêndoa, 1/2 xícara de iogurte natural, endro e sal e pimenta.

27. caponata

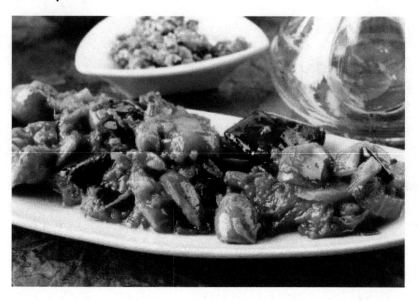

SERVE 3-4

Ingredientes

- cocoóleo

- 2 berinjelas grandes, cortadas em pedaços grandes

- 1 colher de chá de orégano seco

- Sal marinho

- Pimenta preta moída na hora

- 1 cebola pequena, descascada e finamente picada

- 2 dentes de alho descascados e cortados em fatias finas

- 1 maço pequeno de salsa fresca de folhas planas, folhas colhidas e talos finamente picados

- 2 colheres de sopa de alcaparras salgadas, lavadas, demolhadas e escorridas

- 1 punhado de azeitonas verdes, sem caroço

- 2-3 colheres de sopa de suco de limão

- 5 tomates grandes maduros, picados grosseiramente

- cocoóleo

- 2 colheres de sopa de amêndoas laminadas, levemente tostadas, opcional

instruções

a) Aqueça o óleo de coco em uma panela e adicione a berinjela, o orégano e o sal. Cozinhe em fogo alto por cerca de 4 ou 5 minutos. Adicione os talos de cebola, alho e salsa e continue cozinhando por mais alguns minutos. Adicione as alcaparras escorridas e as azeitonas e o suco de limão. Quando todo o suco tiver evaporado, adicione os tomates e cozinhe até ficarem macios.

b) Tempere com sal e azeite a gosto antes de servir. Polvilhe com amêndoas.

SMOOTHIES

28. Smoothie de Kale Kiwi

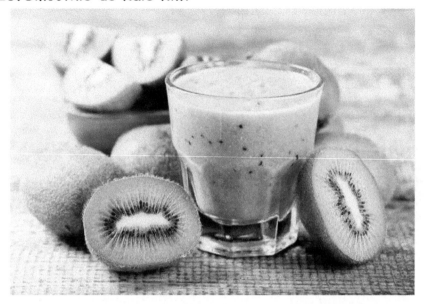

Ingredientes

- 1 xícara de couve, picada
- 2 maçãs
- 3 Kiwis
- 1 colher de sopalinhosementes
- 1 colher de geleia real
- 1 xícara de gelo picado

instruções

a) Junte no liquidificador
b) Servir

29. Smoothie de abobrinha e maçã

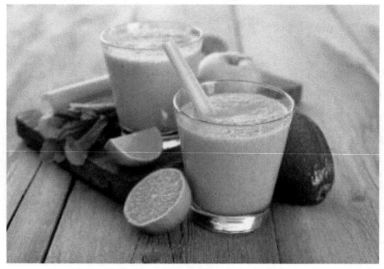

Ingredientes

- 1/2 xícara de abobrinha
- 2 maçãs
- 3/4 de abacate
- 1 talo de aipo
- 1 limão
- 1 colher de sopa de espirulina
- 1 1/2 xícaras de gelo picado

instruções

a) Junte no liquidificador

b) Servir

30. Suco de dente-de-leão

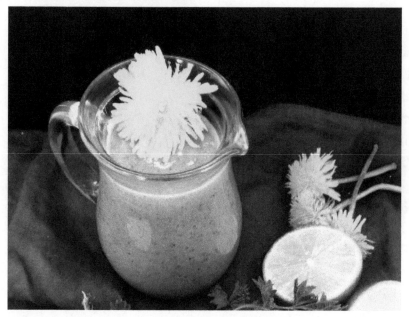

Ingredientes

- 1 xícara de folhas de dente de leão
- 1 xícara de espinafre
- ½ xícara de tahine
- 1 Rabanete Vermelho
- 1 colheres de sopachiasementes
- 1 xícara de chá de lavanda

instruções

a) Junte no liquidificador
b) Servir

31.Smoothie de erva-doce

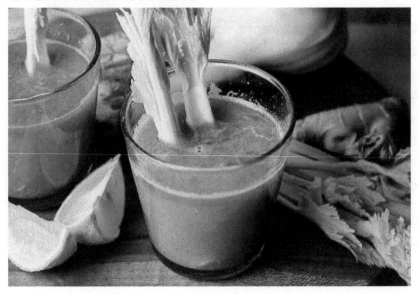

Ingredientes

- ½ xícara de erva-doce
- 1 xícara de brócolis
- 1 colher de sopa de coentro
- 1 xícara de melado
- 1 xícara de gelo picado
- 1 colher de sopa de clorela

instruções

a) Junte no liquidificador
b) Servir

32. Smoothie de maçã com brócolis

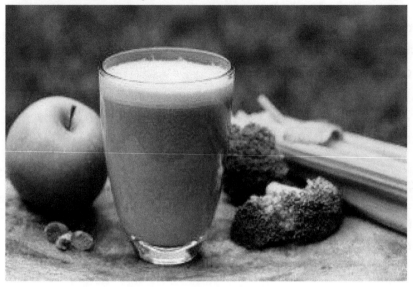

Ingredientes

- 1 maçã
- 1 xícara de brócolis
- 1 colher de sopa de coentro
- 1 talo de aipo
- 1 xícara de gelo picado
- 1 colher de sopa de alga moída

instruções

a) Junte no liquidificador
b) Servir

33. Suco de Salada

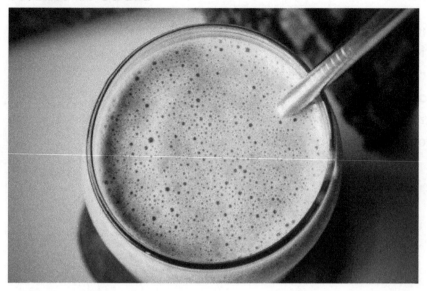

Ingredientes

- 1 xícara de espinafre
- ½ pepino
- 1/2 cebola pequena
- 2 colheres de salsa
- 2 colheres de suco de limão
- 1 xícara de gelo picado
- 1 colheres de sopaOlivaóleo oucominhoóleo
- ¼ xícara de Erva de Trigo

instruções

a) Junte no liquidificador

b) Servir

34. Smoothie de abacate e couve

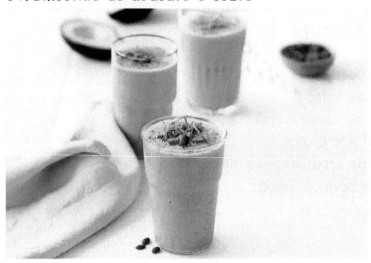

Ingredientes

- 1 xícara de couve
- ½ Abacate
- 1 xícara de pepino
- 1 talo de aipo
- 1 colheres de sopachiasementes
- 1 xícara de chá de camomila
- 1 colher de sopa de espirulina

instruções

a) Junte no liquidificador
b) Servir

35. Smoothie de agrião

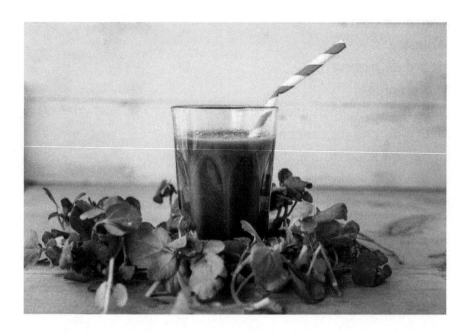

Ingredientes

- 1 xícara de agrião
- ½ xícaraamêndoamanteiga
- 2 pepinos pequenos
- 1 xícara de leite de coco
- 1 colher de sopa de clorela
- 1 colher de sopa de sementes de cominho preto – polvilhe por cima e decore com salsa

instruções

a) Junte no liquidificador

b) Servir

36. Smoothie de beterraba

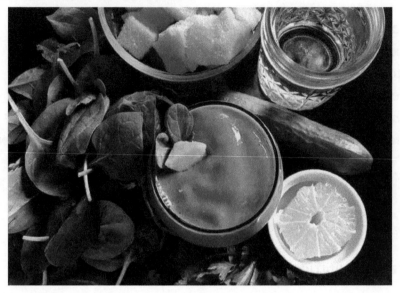

Ingredientes

- 1 xícara de folhas de beterraba
- 2 colheres de sopa de manteiga de sementes de abóbora
- 1 xícara de morango
- 1 colher de sopa de sementes de gergelim
- 1 colheres de sopacânhamosementes
- 1 xícara de chá de camomila

instruções

a) Junte no liquidificador
b) Servir

37. Batido de brócolis alho-poró e pepino

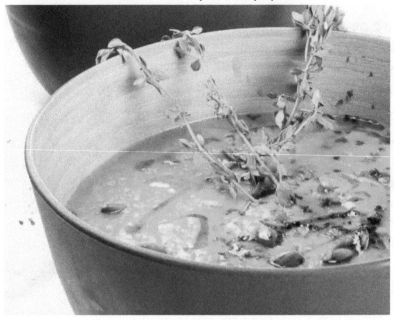

Ingredientes

- 1 xícara de brócolis
- 2 colheres de sopa de manteiga de caju
- 2 Alho-poró
- 2 pepinos
- 1 limão
- $\frac{1}{2}$ xícara de alface
- $\frac{1}{2}$ xícara de alface folha
- 1 colher de sopa de matchá
- 1 xícara de gelo picado

instruções

a) Junte no liquidificador
b) Servir

38. Smoothie de Cacau e Espinafre

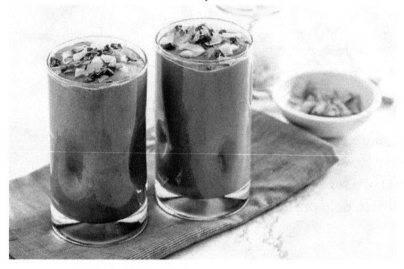

Ingredientes

- 2 xícaras de espinafre
- 1 xícara de mirtilos, congelados
- 1 colher de sopa de cacau em pó escuro
- $\frac{1}{2}$ xícara de leite de amêndoa sem açúcar
- 1/2 xícara de gelo picado
- 1 colher de chá cruamel
- 1 colher de sopa de matchá em pó

instruções

a) Junte no liquidificador
b) Servir

39. Smoothie de Manteiga de Amêndoa e Linhaça

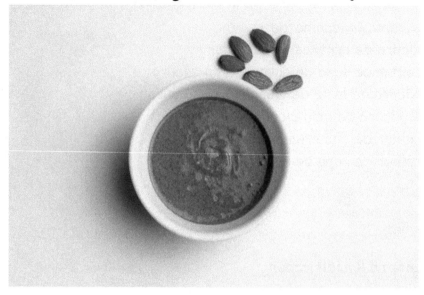

Ingredientes

- ½ xícara de iogurte natural
- 2 colheres de sopaamêndoamanteiga
- 2 xícaras de espinafre
- 1 banana, congelada
- 3 morangos
- 1/2 xícara de gelo picado
- 1 colher de chálinhosementes

instruções

a) Junte no liquidificador
b) Servir

40. Smoothie de couve de maçã

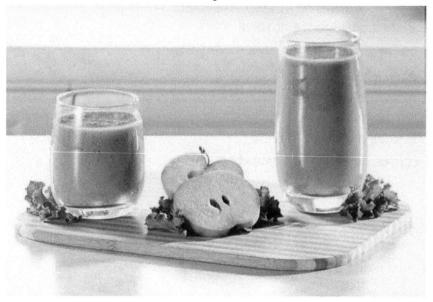

Ingredientes

- 1 xícara de couve
- ½ xícara de leite de coco
- 1 colher de sopa de maca
- 1 banana, congelada
- ¼ colher de chá de canela
- 1 maçã
- Pitada de noz-moscada
- 1 cravo
- 3 cubos de gelo

instruções

a) Junte no liquidificador
b) Servir

41. Suco de Pêssego Iceberg

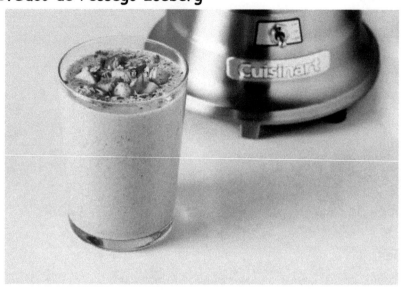

Ingredientes

- 1 xícara de alface americana
- 1 banana
- 1 pêssego
- 1 Castanha do Brasil
- 1 manga
- 1 xícara de Kombuchá
- Topo comcânhamosementes

instruções

a) Junte no liquidificador
b) Servir

42. Suco de arco-íris

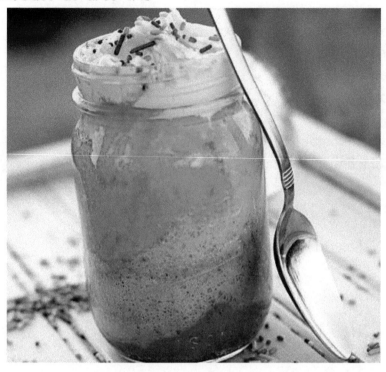

instruções

a) Misture 1 beterraba grande com um pouco de gelo picado
b) Misture 3 cenouras com um pouco de gelo batido
c) Misture 1 pepino, 1 xícara de folha de alface e $\frac{1}{2}$ xícara de Wheatgrass
d) Sirva-os separados para preservar a cor distinta

e) Servir

SOBREMESAS

43. Bolinhos de Caranguejo

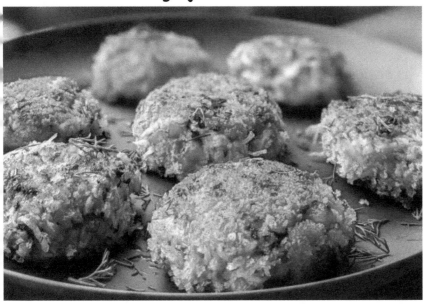

Serve 6-8

Ingredientes

- 3 libras. carne de carangueijo

- 3 ovos batidos

- 3 xícaraslinhofarinha de sementes

- 3 colheres de mostarda

- 2 colheres de sopa de rabanete ralado

- 1/2 xícaracocoóleo

- 1 colher de chá. casca de limão

- 3 colheres de sopa de suco de limão

- 2 colheres de salsa

- 1/2 colheres de chá de pimenta caiena

- 2 colheres de chá de molho de peixe

instruções

a) Em uma tigela média, misture todos os ingredientes, exceto o óleo.
b) Modele hambúrgueres pequenos. Em uma frigideira, aqueça o óleo e frite os hambúrgueres por 3-4 minutos de cada lado ou até dourar.
c) Opcionalmente, asse-os no forno.
d) Sirva como aperitivos ou como prato principal com salada de fibra grande.

44. Crosta de torta doce

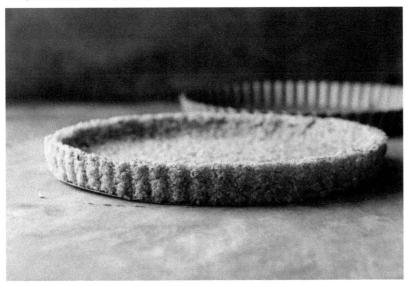

Ingredientes

- 11/3 xícaras escaldadasamêndoafarinha de trigo

- 1/3 xícara de farinha de tapioca

- 1/2 colheres de chá de sal marinho

- 1 ovo grande

- 1/4 xícaracocoóleo

- 2 colheres de sopa de açúcar de coco ou crumel

- 1 colheres de chá de terrabaunilhafeijão

instruções

a) Coloque a farinha de amêndoa, farinha de tapioca, sal marinho, baunilha, ovo e açúcar de coco (se você usar açúcar de coco) na tigela de um processador de alimentos. Processe 2-3 vezes para combinar. Adicione óleo e mel cru (se você usar mel cru) e pulse com vários pulsos de um segundo e depois deixe o processador de alimentos funcionar até que a mistura se junte. Despeje a massa em uma folha de filme plástico. Enrole e pressione a massa em um disco de 9 polegadas. Refrigere por 30 minutos.

b) Remova o filme plástico. Pressione a massa no fundo e nas laterais de um prato de torta com manteiga de 9 polegadas. Aperte um pouco as bordas da crosta. Resfrie na geladeira por 20 minutos. Coloque o rack do forno na posição intermediária e pré-aqueça o forno a 375F. Leve ao forno e asse até dourar.

45. Torta de maçã

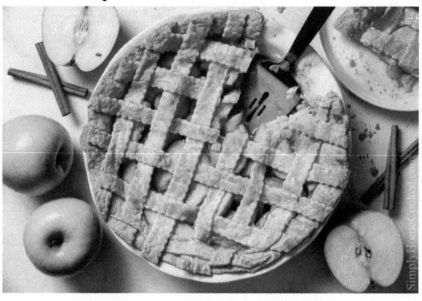

Porção: serve 8 porções

Ingredientes

- 2 colheres de sopacocoóleo

- 9 maçãs azedas, descascadas, sem caroço e cortadas em fatias grossas de 1/4 de polegada

- 1/4 xícara de açúcar de coco ou crumel

- 1/2 colheres de chá de canela

- 1/8 colheres de chá de sal marinho

- 1/2 xícara de leite de coco

- 1 xícara de nozes e sementes moídas

instruções

a) Recheio: Derreta o óleo de coco em uma panela grande em fogo médio. Adicione maçãs, açúcar de coco ou mel cru, canela e sal marinho.

b) Aumente o fogo para médio-alto e cozinhe, mexendo ocasionalmente, até que as maçãs soltem a umidade e o açúcar derreta. Despeje o leite de coco ou creme sobre as maçãs e continue a cozinhar até as maçãs ficarem macias e o líquido engrossar, cerca de 5 minutos, mexendo ocasionalmente.

c) Despeje o recheio na massa e depois cubra com a cobertura. Coloque um escudo de torta sobre as bordas da crosta para evitar queimar. Asse até que a cobertura esteja apenas ficando dourada. Esfrie e sirva.

46. Frutas mergulhadas no chocolate

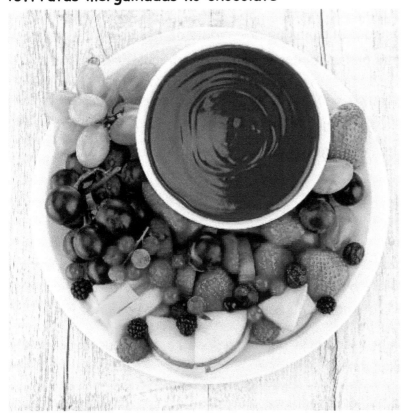

Ingredientes

- 2 maçãs ou 2 bananas ou uma tigela de morangos ou qualquer fruta que possa ser mergulhada em chocolate derretido

- 1/2 xícara de chocolate derretido \2 colheres de sopa de nozes picadas (amêndoa, noz, castanha do Pará) ou sementes (cânhamo, chia, gergelim,linhofarinha de sementes)

instruções

a) Corte a maçã em fatias ou corte a banana em quatro. Derreta o chocolate e pique as nozes. Mergulhe as frutas no chocolate, polvilhe com nozes ou sementes e coloque na bandeja.

b) Transfira a bandeja para a geladeira para que o chocolate endureça; servir.

c) Se não quiser chocolate, cubra as frutas com manteiga de amêndoa ou girassol e polvilhe com chia ou sementes de cânhamo e corte em pedaços e sirva.

47. Biscoitos Não Assados

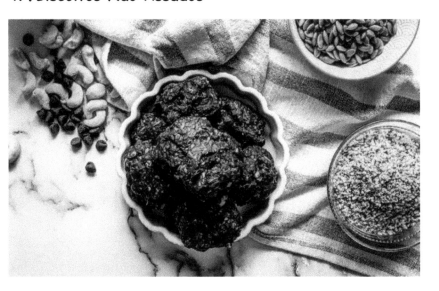

Ingredientes

- 1/2 xícara de leite de coco
- 1/2 xícara de cacau em pó
- 1/2 xícaracocoóleo
- 1/2 xícara cruamel
- 2 xícaras de coco ralado fino
- 1 xícara de coco em flocos grandes
- 2 colheres de chá de terrabaunilhafeijão
- 1/2 xícara de amêndoas picadas ouchiasementes (opcional)
- 1/2 xícaraamêndoamanteiga (opcional)

instruções

a) Misture o leite de coco, o óleo de coco e o cacau em pó em uma panela. Cozinhe a mistura em fogo médio, mexendo até levantar fervura e ferva por 1 minuto.

b) Retire a mistura do fogo e misture o coco ralado, o coco em flocos grandes, o mel cru e a baunilha. Adicione ingredientes adicionais, se desejar.

c) Coloque a mistura em uma assadeira forrada com papel manteiga para esfriar.

48. Brownies crus

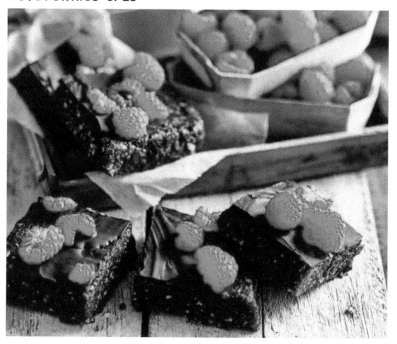

Ingredientes

- 1 1/2 xícaras de nozes

- 1 xícara sem caroçodatas

- 1 1/2 colheres de chá moídasbaunilhafeijão

- 1/3 xícara de cacau em pó sem açúcar

- 1/3 xícaraamêndoamanteiga

instruções

a) Adicione as nozes e o sal a um processador de alimentos ou liquidificador. Misture até ficar bem moído.

b) Adicione a baunilha, as tâmaras e o cacau em pó ao liquidificador. Misture bem e, opcionalmente, adicione algumas gotas de água de cada vez para fazer a mistura grudar.

c) Transfira a mistura para uma panela e cubra com manteiga de amêndoa.

49. Sorvete

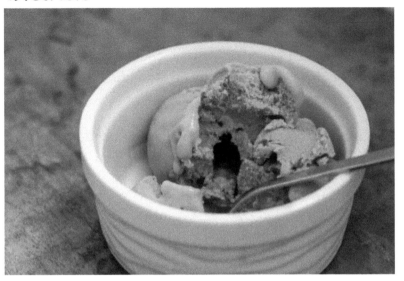

instruções

a) Congele uma banana cortada em pedaços e processe no liquidificador uma vez congelada e adicione meia colher de chá de canela ou 1 colher de chá de cacau ou ambos e coma como sorvete.

b) Outra opção seria adicionar uma colher deamêndoamanteiga e misture com o purê de banana, também fica um sorvete delicioso.

50. Biscoitos de especiarias de maçã

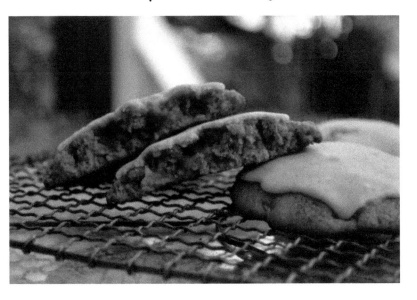

Ingredientes

- 1 xícara sem açúcaramêndoamanteiga

- 1/2 xícaracrumel

- 1 ovo e 1/2 colheres de chá de sal

- 1 maçã, em cubos

- 1 colheres de chá de canela

- 1/4 colheres de chá de cravo moído

- 1/8 colheres de chá de noz-moscada

- 1 colher de chá de gengibre fresco, ralado

instruções

a) aqueça o forno a 350 graus f. misture a manteiga de amêndoa, ovo, mel cru e sal em uma tigela. adicione a maçã, especiarias e gengibre e mexa. colher a massa em uma assadeira com 1 polegada de distância.

b) asse até endurecer.

c) retire os biscoitos e deixe esfriar em uma grade de resfriamento.

SOPAS

51. Sopa creme de brócolis

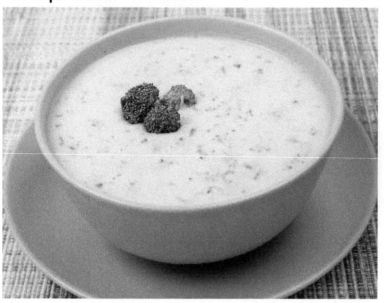

Serve 4 porções
Ingredientes

- 1 1/2 libras de brócolis, fresco

- 2 xícaras de água

- 3/4 colheres de chá de sal, pimenta a gosto

- 1/2 xícara de farinha de tapioca, misturada com 1 xícara de água fria

- 1/2 xícara de creme de coco

- 1/2 xícara de queijo de fazendeiro com baixo teor de gordura

instruções

a) Cozinhe no vapor ou ferva o brócolis até ficar macio.

b) Coloque 2 xícaras de água e creme de coco em banho-maria.

c) Adicione sal, queijo e pimenta. Aqueça até o queijo derreter.

d) Adicione brócolis. Misture a água e a farinha de tapioca em uma tigela pequena.

e) Misture a mistura de tapioca na mistura de queijo em banho-maria e aqueça até que a sopa engrosse.

52. Sopa de lentilha

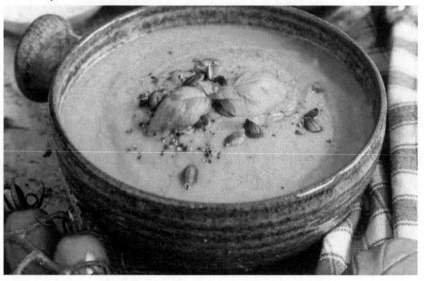

Serve 4-6

Ingredientes

- 2 colheres de sopaOlivaóleo ouabacateóleo

- 1 xícara de cebola bem picada

- 1/2 xícara de cenoura picada

- 1/2 xícara de aipo picado

- 2 colheres de sal

- 1 libra de lentilhas

- 1 xícara de tomate picado

- 2 litros de caldo de galinha ou de legumes

- 1/2 colheres de chá de coentro moído e cominho torrado

instruções

a) Coloque o azeite em um grande forno holandês. Coloque em fogo médio. Quando estiver quente, adicione o aipo, a cebola, a cenoura e o sal e faça até a cebola ficar translúcida.

b) Adicione as lentilhas, tomates, cominho, caldo e coentro e mexa para combinar. Aumente o fogo e leve apenas para ferver.

c) Reduza o fogo, tampe e cozinhe em fogo baixo até que as lentilhas estejam macias (aprox. 35 a 40 minutos).

d) Bata com um batedor até a consistência de sua preferência (opcional). Sirva imediatamente.

53. Sopa fria de abacate

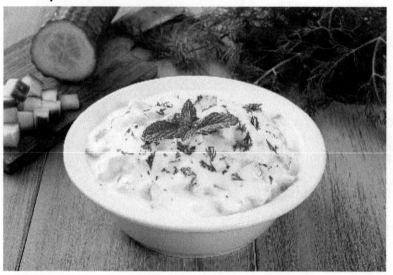

Serve 2-3

Ingredientes

- 1 pepino descascado, sem sementes e cortado em pedaços de 2 polegadas
- 1 abacate, descascado
- 2 cebolinhas picadas
- 1 xícara de caldo de galinha
- 3/4 xícara de iogurte grego desnatado
- 2 colheres de sopa de suco de limão
- 1/2 colher de chá de pimenta do reino, ou a gosto
- Cebolinha picada, endro, hortelã, cebolinha ou pepino

instruções

a) Misture o pepino, o abacate e a cebolinha no liquidificador. Pulse até picar.
b) Adicione o iogurte, o caldo e o suco de limão e continue até ficar homogêneo.
c) Tempere com pimenta e sal a gosto e leve à geladeira por 4 horas.
d) Prove para temperar e decore.

54. Gaspacho

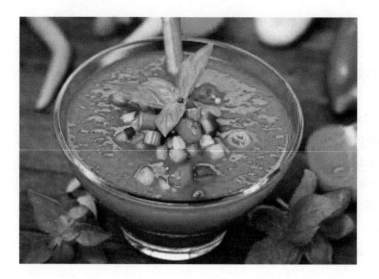

Serve 4 porções
Ingredientes

- 1/2 xícara delinhofarinha de sementes

- 1kg de tomate em cubos

- 1 pimentão vermelho e 1 pimentão verde, em cubos

- 1 pepino, descascado e picado

- 2 dentes de alho, descascados e esmagados

- 150ml extra virgemOlivaóleo ouabacateóleo

- 2 colheres de sopa de suco de limão

- Sal, a gosto

instruções

a) Misture os pimentões, os tomates e o pepino com o alho amassado e o azeite na tigela do liquidificador.

b) Adicione a farinha de linhaça à mistura. Misture até ficar homogêneo.

c) Adicione sal e suco de limão a gosto e mexa bem.

d) Refrigere até ficar bem gelado. Sirva com azeitonas pretas, ovo cozido, coentro, hortelã ou salsa.

55. Sopa de carne italiana

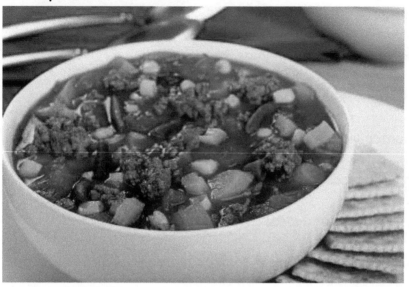

Serve 6 porções

Ingredientes

- 1 libra de abelha picada 1 dente de alho, picado
- 2 xícaras de caldo de carne
- alguns tomates grandes
- 1 xícara de cenoura fatiada
- 2 xícaras de feijão cozido
- 2 abobrinhas pequenas, em cubos
- 2 xícaras de espinafre - lavado e rasgado
- 1/4 colheres de chá de pimenta preta
- 1/4 colheres de chá de sal

instruções

a) Carne marrom com alho em uma panela. Junte o caldo, as cenouras e os tomates. Tempere com sal e pimenta.
b) Reduza o fogo, tampe e cozinhe por 15 minutos
c) Misture o feijão com o líquido e a abobrinha. Cubra e cozinhe até a abobrinha ficar macia.
d) Retire do fogo, adicione o espinafre e tampe. Sirva após 5 minutos.

56. Cogumelo assado cremoso

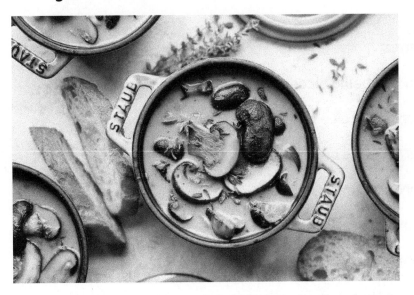

SERVE 4 PORÇÕES

Ingredientes

- 1 libra de cogumelos Portobello, cortados em pedaços de 1 polegada
- 1/2 libra de cogumelos shiitake, sem haste
- 6 colheres de sopaOlivaóleo ouabacateóleo
- 2 xícaras de caldo de legumes
- 1 1/2 colheres de sopacocoóleo
- 1 cebola, picada
- 3 dentes de alho, picados
- 3 colheres de sopa de farinha de araruta
- 1 xícara de creme de coco
- 3/4 colheres de chá de tomilho picado

instruções

a) Aqueça o forno a 400 ° F. Forre uma assadeira grande com papel alumínio. Espalhe os cogumelos e regue um pouco de azeite sobre eles. Tempere com sal e pimenta e misture. Cubra com papel alumínio e leve ao forno por meia hora. Descubra e continue assando por mais 15 minutos. Esfrie um pouco. Misture metade dos cogumelos com uma lata de caldo no liquidificador. Deixou de lado.

b) Derreta o óleo de coco em uma panela grande em fogo alto. Adicione a cebola e o alho e refogue até a cebola ficar translúcida. Adicione a farinha e mexa 2 minutos. Adicione o creme de leite, o caldo e o tomilho. Junte os restantes cogumelos cozinhados e o puré de cogumelos. Cozinhe em fogo baixo até engrossar (aprox. 10 minutos). Tempere a gosto com sal e pimenta.

57. Sopa de feijao preto

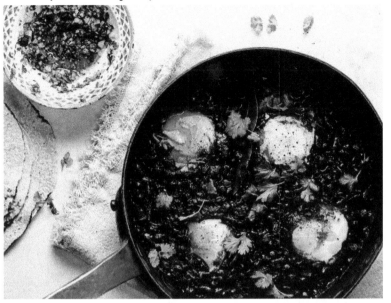

Serve 6-8

Ingredientes

- 1/4 xícaracocoóleo

- 1/4 xícara de cebola, em cubos

- 1/4 xícara de cenouras cortadas em cubos

- 1/4 xícara de pimentão verde em cubos

- 1 xícara de caldo de carne

- 3 quilos de feijão preto cozido

- 1 colheres de sopa de suco de limão

- 2 colheres de chá de alho

- 2 colheres de sal

- 1/2 colheres de chá de pimenta preta, moída

- 2 colheres de chá de pimenta em pó

- 8 onças. carne de porco

- 1 colher de sopa de farinha de tapioca

- 2 colheres de sopa de água

instruções

a) Coloque o óleo de coco, cebola, cenoura e pimentão em uma panela. Cozinhe os legumes até ficarem macios. Leve o caldo para ferver.

b) Adicione o feijão cozido, o caldo e os demais ingredientes (exceto a farinha de tapioca e 2 colheres de sopa de água) aos legumes. Leve essa mistura ao fogo e cozinhe por aproximadamente 15 minutos.

c) Bata 1 litro da sopa no liquidificador e coloque de volta na panela. Combine a farinha de tapioca e 2 colheres de sopa de água em uma tigela separada.

d) Adicione a mistura de farinha de tapioca à sopa de feijão e deixe ferver por 1 minuto.

58. Gazpacho branco

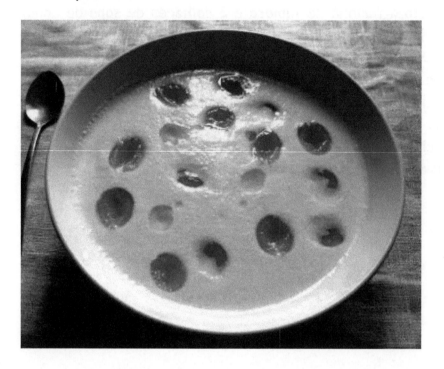

Serve 4-6

Ingredientes

- 1 copolinhofarinha de sementes
- 200 g de amêndoas descascadas e sem pele
- 3 dentes de alho
- 150ml extra virgemOlivaóleo ouabacateóleo
- 5 colheres de sopa de suco de limão
- 2 colheres de sal
- 1 litro de água
- 150 g de uvas sem sementes

Instruções

a) Coloque a farinha de linhaça com as amêndoas e o alho no liquidificador. Misture até obter uma pasta lisa. Adicione um pouco de água se necessário. Adicione o óleo em um fluxo lento com o motor funcionando. Adicione também o suco de limão e o sal.

b) Despeje a mistura em uma jarra e adicione a água restante. Adicione sal ou suco de limão a gosto. Resfrie a sopa.

c) Mexa antes de servir e decore com uvas.

59. Sopa de abóbora

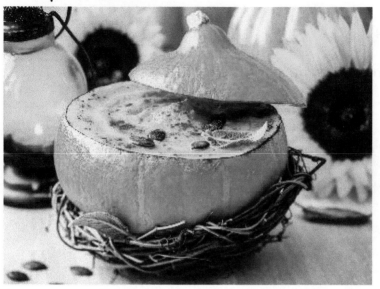

Serve 4-6

Ingredientes

- 1 abóbora
- 1 cenoura, picada
- 1 cebola (picada)
- 3/4 - 1 xícara de leite de coco
- 1/4 - 1/2 xícara de água
- Olivaóleo ouabacateóleo
- Sal
- Pimenta
- Canela
- Açafrão

instruções

a) Corte a abóbora e retire as sementes. Corte-o em pedaços grandes e coloque em uma assadeira. Polvilhe com sal, azeite e pimenta e leve ao forno a 375 graus F até ficar macio (aprox. 1 hora). Deixe esfriar.

b) Enquanto isso, refogue a cebola no azeite (coloque em uma panela de sopa). Adicione as cenouras. Adicione 3/4 xícara de leite de coco e 1/4 xícara de água após alguns minutos e deixe ferver. Retire a abóbora de sua pele. Adicione-o à panela de sopa. Mexa para combinar os ingredientes e deixe ferver alguns minutos. Adicione mais leite ou água, se necessário. Tempere a gosto com sal, pimenta e especiarias. Misture até ficar homogêneo e cremoso.

c) Polvilhe com sementes de abóbora torradas.

60. Sopa de porco com feijão branco e couve

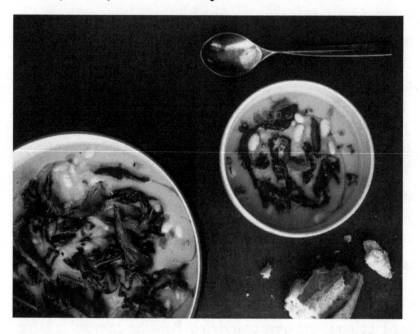

SERVE 4-6

Ingredientes

- 2Colheres de sopa de cada extra-virgemOlivaóleo
- 3 colheres de sopa de pimenta em pó
- 1 colher de sopa de molho de pimenta jalapeno
- 2 quilos de costeletas de porco com osso
- Sal
- 4 talos de aipo, picados
- 1 cebola branca grande, picada
- 3 dentes de alho, picados
- 2 xícaras de caldo de galinha
- 2 xícaras de tomates em cubos
- 2 xícaras de feijão branco cozido
- 6 xícaras de couve embalada

instruções

a) Pré-aqueça o frango. Bata o molho picante, 1 colher de sopa de azeite e pimenta em pó em uma tigela. Tempere as costeletas de porco com 1/2 colher de chá de sal. Esfregue as costeletas com a mistura de especiarias em ambos os lados e coloque-as em um rack sobre uma assadeira. Deixou de lado.

b) Aqueça 1 colher de sopa de óleo de coco em uma panela grande em fogo alto. Adicione o aipo, alho, cebola e as restantes 2 colheres de sopa de pimenta em pó. Cozinhe até as cebolas ficarem translúcidas, mexendo (aprox. 8 minutos).

c) Adicione os tomates e o caldo de galinha à panela. Cozinhe e mexa ocasionalmente até reduzir em cerca de um terço (aprox. 7 minutos). Adicione a couve e o feijão. Reduza o fogo para médio, tampe e cozinhe até que a couve esteja macia (aprox. 7 minutos). Adicione até 1/2 xícara de água se a mistura parecer seca e tempere com sal.

d) Enquanto isso, grelhe a carne de porco até dourar

61. Sopa grega de frango com limão

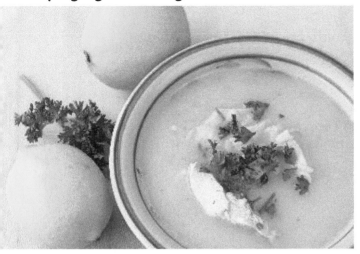

Serve 4 porções

Ingredientes

- 4 xícaras de caldo de galinha
- 1/4 xícara cruaQuinoa
- sal e pimenta
- 3 ovos
- 3 colheres de sopa de suco de limão
- Um punhado de endro fresco (picado)
- frango assado desfiado (opcional)

instruções

a) Leve o caldo para ferver em uma panela. Adicione a quinoa e cozinhe até ficar macia. Tempere com sal e pimenta. Reduza o fogo para baixo e deixe ferver. Em uma tigela separada, bata o suco de limão e os ovos até ficar homogêneo. Adicione cerca de 1 xícara do caldo quente na mistura de ovo/limão e bata para combinar.

b) Adicione a mistura de volta à panela. Mexa até a sopa ficar opaca e engrossar. Adicione endro, sal e pimenta a gosto e frango, se tiver, e sirva.

62. Sopa de Ovos

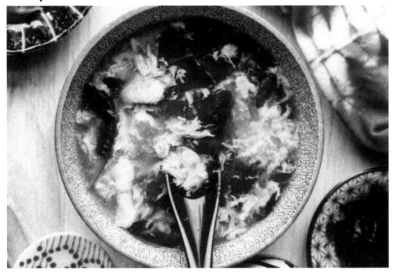

SERVE 4-6

Ingredientes

- 1 1/2 litro de caldo de galinha
- 2 colheres de sopa de farinha de tapioca, misturada em 1/4 xícara de água fria
- 2 ovos ligeiramente batidos com um garfo
- 2 cebolinhas picadas, incluindo as pontas verdes

instruções

a) Leve o caldo para ferver. Despeje lentamente a mistura de farinha de tapioca enquanto mexe o caldo. O caldo deve engrossar.

b) Reduza o fogo e deixe ferver. Misture os ovos muito lentamente enquanto mexe.

c) Assim que a última gota de ovo entrar, desligue o fogo.

d) Sirva com cebolinha picada por cima.

63. Sopa cremosa de tomate e manjericão

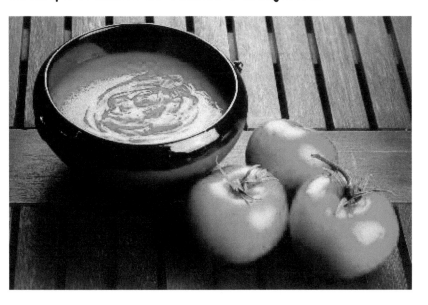

SERVE 6 PORÇÕES

Ingredientes

- 4 tomates - descascados, sem sementes e picados

- 4 xícaras de suco de tomate

- 14 folhas de manjericão fresco

- 1 xícara de creme de coco

- sal a gosto

- pimenta preta moída a gosto

instruções

a) Misture os tomates e o suco de tomate em uma panela. Ferver 30 minutos.
b) Bata a mistura com as folhas de manjericão em um processador.
c) Coloque de volta em uma panela e adicione o creme de coco.
d) Adicione sal e pimenta a gosto.

PRATO PRINCIPAL

64. Ensopado de Lentilha

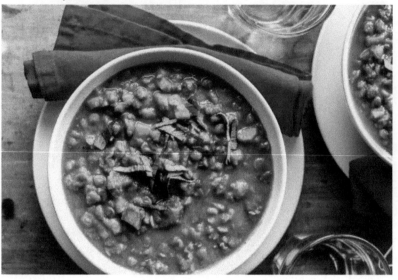

Ingredientes

- 1 xícara de lentilhas secas

- 3 1/2 xícaras de caldo de galinha

- alguns tomates

- 1 batata média picada + 1/2 xícara de cenoura picada

- 1/2 xícara de cebola picada + 1/2 xícara de aipo picado (opcional)

- alguns ramos de salsa e manjericão + 1 dente de alho (picado)

- 1 libra de carne de porco magra em cubos ou carne + pimenta a gosto

instruções

a) Você pode comer uma salada de sua escolha com este ensopado.

65. Ervilhas Assadas com Carne

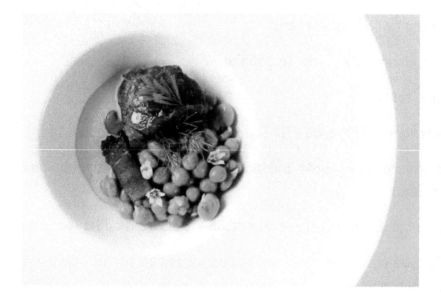

SERVE 1 PORÇÃO

Ingredientes

- 1 xícara de ervilhas frescas ou congeladas
- 1 cebola, finamente picada
- 2 dentes de alho, em fatias finas e 1/2 polegada de gengibre fresco descascado / fatiado (se quiser)
- 1/2 colher de chá de flocos de pimenta vermelha, ou a gosto
- 1 tomate, picado grosseiramente
- 1 cenoura picada
- 1 colheres de sopacocoóleo
- 1/2 xícara de caldo de galinha
- 4 onças. carne em cubos
- Sal e pimenta preta moída na hora

instruções

a) Aqueça o óleo de coco em uma frigideira em fogo médio.

b) Refogue a cebola, o alho e o gengibre até ficarem macios. Adicione o pimentão vermelho, a cenoura e o tomate e refogue até o tomate começar a amolecer. Adicione as ervilhas verdes. Adicione 4 onças. carne magra em cubos.

c) Adicione o caldo e cozinhe em fogo médio. Cubra e cozinhe até que as ervilhas estejam macias. Tempere a gosto com sal e pimenta.

66. Pimenta de galinha branca

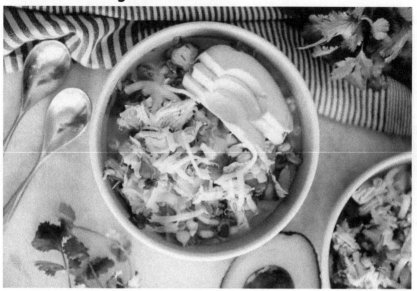

SERVE: 5

Ingredientes

- 4 peitos de frango grandes desossados e sem pele
- 2 pimentões verdes
- 1 cebola amarela grande
- 1 jalapeño
- 1/2 xícara de pimentão verde picado (opcional)
- 1/2 xícara de cebolinha
- 1,5 colheres de sopacocoóleo
- 3 xícaras de feijão branco cozido
- 3,5 xícaras de caldo de galinha ou de legumes
- 1 colheres de chá de cominho moído
- 1/4 colheres de chá de pimenta caiena
- sal a gosto

instruções

a) Leve uma panela com água para ferver. Adicione os peitos de frango e cozinhe até ficarem cozidos. Escorra a água e deixe o frango esfriar. Quando esfriar, desfie e reserve.

b) Pique o pimentão, o jalapeño e a cebola. Derreta o óleo de coco em uma panela em fogo alto. Adicione os pimentões e as cebolas e refogue até ficarem macios, aprox. 8-10 minutos.

c) Adicione o caldo, feijão, frango e especiarias à panela. Mexa e leve ao fogo baixo. Cubra e cozinhe por 25-30 minutos.

d) Cozinhe por mais 10 minutos e mexa de vez em quando. Retire do fogo. Deixe descansar por 10 minutos para engrossar. Cubra com coentro.

67. Couve Suína

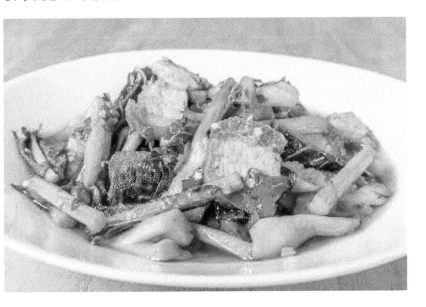

SERVE 4 PORÇÕES

Ingredientes

- 1 colheres de sopacocoóleo

- Lombo de porco de 1 libra, aparado e cortado em pedaços de 1 polegada

- 3/4 colheres de chá de sal

- 1 cebola média, finamente picada

- 4 dentes de alho, picados

- 2 colheres de chá de páprica

- 1/4 colheres de chá de pimenta vermelha esmagada (opcional)

- 1 xícara de vinho branco

- 4 tomates ameixa, picados

- 4 xícaras de caldo de galinha

- 1 maço de couve, picada

- 2 xícaras de feijão branco cozido

instruções

a) Aqueça o óleo de coco em uma panela em fogo médio. Adicione a carne de porco, tempere com sal e cozinhe até não ficar mais rosada. Transfira para um prato e deixe os sucos na panela.

b) Adicione a cebola à panela e cozinhe até ficar translúcida. Adicione páprica, alho e pimenta vermelha esmagada e cozinhe cerca de 30 segundos. Adicione os tomates e o vinho, aumente o fogo e mexa para raspar os pedaços dourados. Adicione o caldo. Leve para ferver.

c) Adicione a couve e mexa até murchar. Abaixe o fogo e cozinhe, até a couve ficar macia. Misture feijão, carne de porco e sucos de porco. Refogue por mais 2 minutos.

68. Curry de abóbora e couve-flor

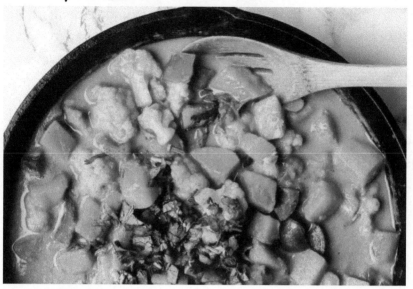

Serve: 6

Ingredientes

- 3 xícaras de abóbora descascada e picada
- 2 xícaras de leite de coco grosso
- 3 colheres de sopacocoóleo
- 2 colheres de sopacrumel
- 2 quilos de tomate
- 1 e 1/4 xícara de arroz integral, cru
- 1 xícara picadaCouve-flor
- 1 xícara de pimentão verde picado
- Coentro para rechear

instruções

a) Cozinhe o arroz integral. Deixou de lado.

b) Faça pasta de curry. Despeje o leite de coco na frigideira e misture o curry e o mel cru no leite de coco. Adicione a couve-flor, a abóbora e o pimentão verde. Cubra e cozinhe até a abóbora ficar macia. Retire do fogo e deixe descansar por 10 minutos. O molho vai engrossar.

c) Sirva o curry sobre o arroz integral. Adicione coentro picado antes de servir.

69. Cordeiro Crockpot Red Curry

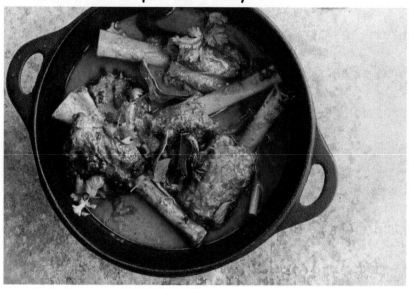

Serve: 16

Ingredientes

- 3 quilos de carne de cordeiro em cubos

- Pasta de curry

- 4 xícaras de pasta de tomate

- 1 colher de chá de sal e mais a gosto

- 1/2 xícara de leite de coco ou creme

instruções

a) Faça a pasta de curry. Adicione o cordeiro e a pasta de curry em uma panela elétrica. Despeje uma xícara de pasta de tomate sobre o cordeiro. Adicione 2 xícaras de água à panela elétrica. Mexa, tampe e cozinhe em alta por 2 horas ou baixa por 4-5 horas. Prove e tempere com sal.

b) Misture o leite de coco e polvilhe com coentro antes de servir. Sirva sobre arroz integral ou pão naan.

70. Dhal de Lentilha Fácil

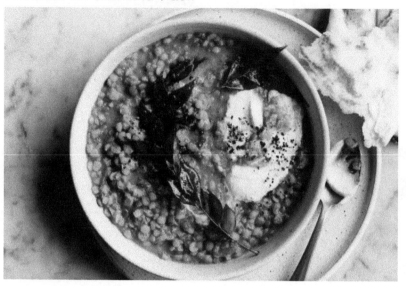

SERVE: 6
Ingredientes

- 2 1/2 xícaras de lentilhas

- 5-6 xícaras de água

- Pasta de curry

- 1/2 xícara de leite de coco

- 1/3 xícara de água

- 1/2 colher de chá de sal + 1/4 colher de chá de pimenta preta

- limonada

- Coentro e cebolinha para decorar

instruções

a) Leve a água para ferver em uma panela grande. Adicione as lentilhas e cozinhe descoberto por 10 minutos, mexendo sempre.

b) Retire do fogo. Misture os ingredientes restantes.

c) Tempere com sal e ervas para decorar.

71. quiabo

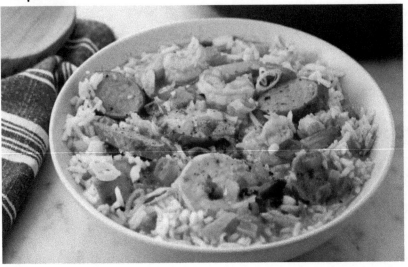

Ingredientes

- 1 quilo de camarão médio descascado
- 1/2 libra de peito de frango sem pele e sem osso
- 1/2 xícaracocoóleo
- 3/4 xícaraamêndoafarinha de trigo
- 2 xícaras de cebola picada
- 1 xícara de aipo picado
- 1 xícara de pimentão verde picado
- 1 colheres de chá de cominho moído
- 1 colheres de sopa de alho fresco picado
- 1 colher de chá de tomilho fresco picado
- 1/2 colheres de chá de pimenta vermelha
- 6 xícaras de caldo de galinha
- 2 xícaras de tomates em cubos
- 3 xícaras de quiabo fatiado
- 1/2 xícara de salsa fresca picada
- 2 folhas de louro
- 1 colher de chá de molho picante

instruções

a) Refogue o frango em fogo alto até dourar em uma panela grande. Retire e reserve. Pique a cebola, o aipo e o pimentão verde e reserve.

b) Coloque o óleo e a farinha em uma panela. Mexa bem e doure para fazer um roux. Quando o roux estiver pronto, adicione os legumes picados. Refogue em fogo baixo por 10 minutos.

c) Acrescente o caldo de galinha aos poucos mexendo sempre.

d) Acrescente o frango e todos os outros ingredientes, exceto o quiabo, o camarão e a salsinha, que ficarão guardados para o final.

e) Cubra e cozinhe em fogo baixo por meia hora. Retire a tampa e cozinhe por mais meia hora, mexendo de vez em quando.

f) Adicione o camarão, o quiabo e a salsinha. Continue a cozinhar em fogo baixo descoberto por 15 minutos.

72. Curry de Grão de Bico

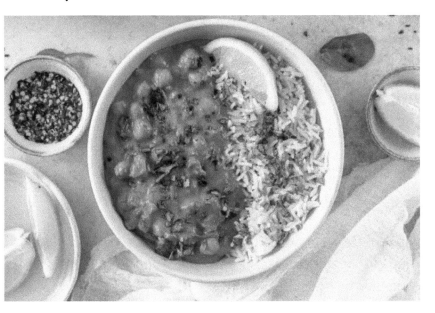

SERVE 4 PORÇÕES

Ingredientes

- Pasta de curry

- 4 xícaras de grão de bico cozido

- 1 xícara de coentro picado

instruções

a) Faça pasta de curry. Misture o grão de bico e seu líquido.

b) Continue a cozinhar. Mexa até que todos os ingredientes estejam misturados.

c) Retire do fogo. Misture o coentro antes de servir, reservando 1 colher de sopa para decorar.

73. Frango com Curry Vermelho

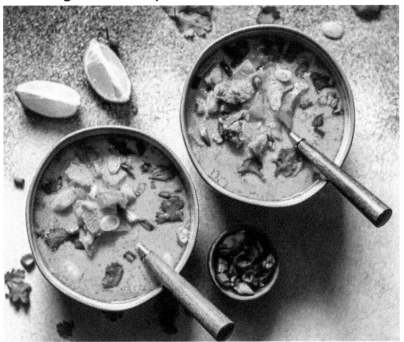

SERVE: 6

Ingredientes

- 2 xícaras de carne de frango em cubos

- Pasta de curry

- 2 xícaras de pasta de tomate

- 1/4 xícara de leite de coco ou creme

- Coentro para decorar

- Arroz integral para servir

instruções

a) Faça pasta de curry. Adicione o extrato de tomate; mexa e cozinhe até ficar homogêneo. Adicione o frango e o creme de leite.

b) Mexa para combinar e cozinhe por 15-20 minutos.

c) Sirva com arroz integral e coentro.

74. Feijão verde refogado com carne de porco

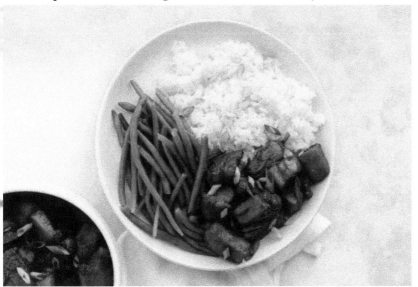

Serve 1 porção
Ingredientes

- 1 xícara de feijão verde fresco ou congelado

- 1 cebola, finamente picada

- 2 dentes de alho, em fatias finas

- 1/2 polegada de gengibre fresco descascado / fatiado

- 1/2 colher de chá de flocos de pimenta vermelha, ou a gosto

- 1 tomate, picado grosseiramente

- 1 colheres de sopacocoóleo

- 1/2 xícara de caldo de galinha

- Sal e pimenta preta moída

- 1/4 limão, cortado em fatias, para servir

- 5 onças. carne de porco magra

instruções

a) Corte cada feijão ao meio. Aqueça o óleo de coco em uma frigideira em fogo médio. Refogue a cebola, o alho e o gengibre em fogo médio até ficarem macios.

b) Adicione o pimentão vermelho e os tomates e refogue até que o tomate comece a desmanchar. Junte o feijão verde. Adicione 5 onças. carne de porco magra em cubos.

c) Adicione o caldo e leve ao fogo médio. Cubra e cozinhe até que o feijão esteja macio.

d) Tempere a gosto com sal e pimenta. Sirva com uma rodela de limão ao lado.

75. Ratatouille

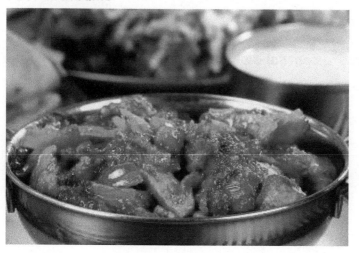

Serve 4-6
Ingredientes

- 2 berinjelas grandes

- 3 abobrinhas médias

- 2 cebolas médias

- 2 pimentões vermelhos ou verdes

- 4 tomates grandes

- 2 dentes de alho, esmagados

- 4 colheres de sopacocoóleo

- 1 colheres de sopa de manjericão fresco

- Spimenta preta alt e moída na hora

instruções

a) Corte a berinjela e a abobrinha em fatias de 1 polegada. Em seguida, corte cada fatia ao meio. Salgue-os e deixe-os por uma hora. O sal vai tirar o amargor.

b) Pique o pimentão e a cebola. Pele os tomates fervendo-os por alguns minutos. Em seguida, corte-os em quartos, retire as sementes e pique a carne. Frite o alho e a cebola no óleo de coco em uma panela por 10 minutos. Adicione as pimentas. Seque a berinjela e a abobrinha e adicione-as à panela. Adicione o manjericão, sal e pimenta. Mexa e cozinhe por meia hora.

c) Adicione a polpa do tomate, verifique o tempero e cozinhe por mais 15 minutos com a tampa aberta.

76. Carne Assada

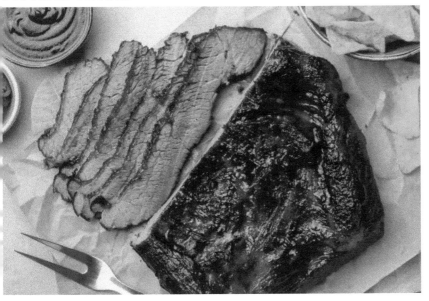

Serve 8 porções
Ingredientes

- 1-1/2 xícaras de pasta de tomate

- 1/4 xícara de suco de limão

- 2 colheres de sopa de mostarda

- 1/2 colheres de chá de sal

- 1 cenoura picada

- 1/4 colheres de chá de pimenta preta moída

- 1/2 colheres de chá de alho picado

- 4 quilos de chuck assado desossado

instruções

a) Em uma tigela grande, misture a pasta de tomate, o suco de limão e a mostarda. Acerte o sal, a pimenta e o alho.

b) Coloque o assado e a cenoura em uma panela lenta. Despeje a mistura de tomate sobre a carne assada. Cubra e cozinhe em fogo baixo por 7 a 9 horas.

c) Retire o assado do fogão lento, desfie com um garfo e volte para o fogão lento. Mexa a carne para cobrir uniformemente com o molho. Continue cozinhando por aproximadamente 1 hora.

77. Lombo de vaca com chalota

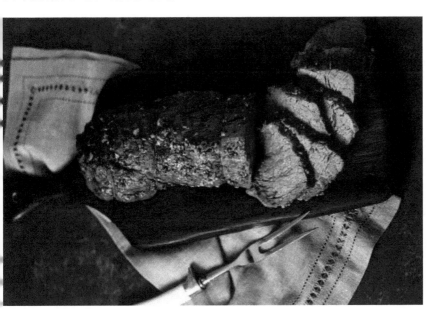

Ingredientes

- 3/4 libra de chalotas, cortadas ao meio longitudinalmente
- 1-1/2 colheres de sopaOlivaóleo ouabacateóleo
- Sal e pimenta a gosto
- 3 xícaras de caldo de carne
- 3/4 xícara de vinho tinto
- 1-1/2 colheres de chá de pasta de tomate
- 2 libras de filé mignon assado, aparado
- 1 colheres de chá de tomilho seco
- 3 colheres de sopacocoóleo
- 1 colheres de sopaamêndoafarinha de trigo

instruções

a) Aqueça o forno a 375 graus F. Atire as chalotas com azeite para revestir em uma assadeira e tempere com sal e pimenta. Asse até que as chalotas estejam macias, mexendo ocasionalmente, cerca de meia hora.

b) Misture o vinho e o caldo de carne em uma panela e leve para ferver. Cozinhe em fogo alto. O volume deve ser reduzido pela metade. Adicione a pasta de tomate. Deixou de lado.

c) Seque a carne e polvilhe com sal, tomilho e pimenta. Adicione a carne à frigideira untada com óleo de coco. Doure de todos os lados em fogo alto.

d) Leve a assadeira de volta ao forno. Carne assada cerca de meia hora para mal passado. Transfira a carne para o prato. Cubra frouxamente com papel alumínio.

e) Coloque a panela no fogão e adicione a mistura de caldo. Deixe ferver e mexa para raspar os pedaços dourados. Transfira para uma panela diferente e leve para ferver. Misture 1 1/2 colheres de sopa de óleo de coco e farinha em uma tigela pequena e misture. Bata no caldo e cozinhe até o molho engrossar. Junte as chalotas assadas. Tempere com sal e pimenta.

f) Corte a carne em fatias de 1,2 cm de espessura. Coloque um pouco de molho por cima.

78. Pimenta

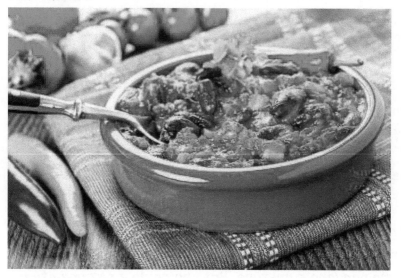

Ingredientes

- 2 colheres de sopacocoóleo
- 2 cebolas, picadas
- 3 dentes de alho, picados
- 1 quilo de carne moída
- 3/4-libra de lombo de carne, em cubos
- 2 xícaras de tomate em cubos
- 1 xícara de café forte
- 1 xícara de pasta de tomate
- 2 xícaras de caldo de carne
- 1 colheres de sopa de sementes de cominho
- 1 colher de sopa de cacau em pó sem açúcar
- 1 colher de chá de orégano seco
- 1 colher de chá de pimenta caiena moída
- 1 colher de chá de coentro moído
- 1 colher de chá de sal
- 6 xícaras de feijão cozido
- 4 pimentas malaguetas frescas, picadas

instruções

a) Aqueça o óleo em uma panela em fogo médio. Cozinhe no azeite o alho, a cebola, o lombo e a carne moída até dourar a carne e a cebola ficar translúcida.

b) Misture os tomates picados, o café, a pasta de tomate e o caldo de carne. Tempere com orégano, cominho, cacau em pó, pimenta caiena, coentro e sal. Junte a pimenta chile e 3 xícaras de feijão. Reduza o fogo para baixo e cozinhe por duas horas.

c) Misture as 3 xícaras restantes de feijão. Refogue por mais 30 minutos.

79. Bolo de carne vitrificado

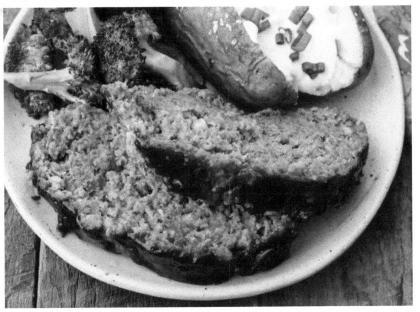

Serve 4 porções
Ingredientes

- 1/2 xícara de pasta de tomate

- 1/4 xícara de suco de limão, dividido

- 1 colher de chá de mostarda em pó

- 2 quilos de carne moída

- 1 copolinhofarinha de sementes

- 1/4 xícara de cebola picada

- 1 ovo, batido

instruções

a) Aqueça o forno a 350 graus F. Combine mostarda, pasta de tomate, 1 colheres de sopa de suco de limão em uma tigela pequena.

b) Combine cebola, carne moída, linhaça, ovo e suco de limão restante em uma tigela maior separada.

c) E adicione 1/3 da mistura de pasta de tomate da tigela menor. Misture tudo muito bem e coloque em uma assadeira.

d) Asse a 350 graus F por uma hora. Escorra o excesso de gordura e cubra com a mistura de pasta de tomate restante. Asse por mais 10 minutos.

80. Lasanha de berinjela

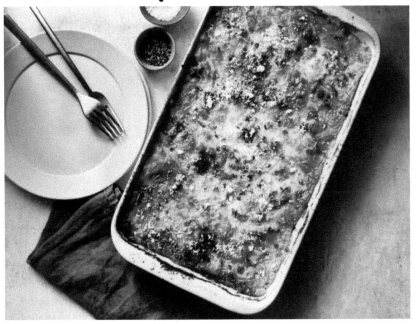

Serve 4-6
Ingredientes

- 2 berinjelas grandes, descascadas e cortadas longitudinalmente em tiras
- cocoóleo
- sal e pimenta

Molho de carne

- 2 xícaras de queijo de fazendeiro com baixo teor de gordura
- 2 ovos
- 3 cebolinhas verdes, picadas
- 1 xícara de queijo mussarela magro ralado

instruções

a) Aqueça o forno a 425 graus.

b) Unte a assadeira e arrume a fatia de berinjela. Polvilhe com sal e pimenta. Asse as fatias por 5 minutos de cada lado. Abaixe a temperatura do forno para 375.

c) Doure a cebola, a carne e o alho no óleo de coco por 5 minutos. Adicione os cogumelos e a pimenta vermelha e cozinhe por 5 minutos. Adicione os tomates, espinafre e especiarias e cozinhe por 5-10 minutos.

d) Misture a mistura de queijo dos fazendeiros, ovo e cebola. Espalhe um terço do molho de carne no fundo de uma

190

assadeira de vidro. Camada metade das fatias de berinjela e metade do queijo dos fazendeiros. Repetir. Adicione a última camada de molho e depois a mussarela por cima.

e) Cubra com papel alumínio. Asse a 375 graus por uma hora. Retire o papel alumínio e leve ao forno até dourar o queijo. Deixe descansar 10 minutos antes de servir.

81. Berinjela Recheada

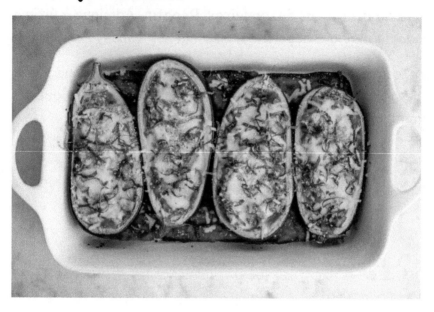

instruções

a) Lave as berinjelas. Corte uma fatia de uma extremidade. Faça uma fenda larga e salgue-os. De-semente de tomate. Pique-os finamente.

b) Corte as cebolas em fatias finas. Pique os dentes de alho. Coloque-os em uma frigideira com óleo de coco.

c) Adicione os tomates, salsa, cominho, pimenta, pimenta e carne moída. Refogue por 10 minutos.

d) Esprema as berinjelas, para que o suco amargo saia. Preencha a fenda larga com a mistura de carne moída. Despeje a mistura restante. Aqueça o forno a 375F nesse meio tempo.

e) Coloque as berinjelas em uma assadeira. Polvilhe-os com azeite, suco de limão e 1 xícara de água.

f) Cubra a panela com um papel alumínio.

82. Pimentões vermelhos recheados com carne

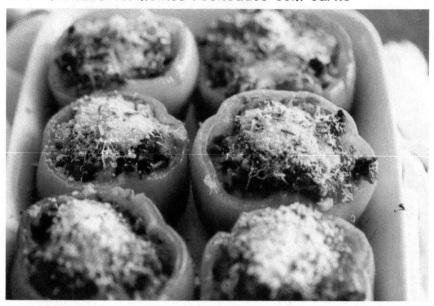

Ingredientes

- 6 pimentões vermelhos
- sal a gosto
- 1 quilo de carne moída
- 1/3 xícara de cebola picada
- Sal e pimenta a gosto
- 2 xícaras de tomates picados
- 1/2 xícara de arroz integral cru ou
- 1/2 xícara de água
- 2 xícaras de sopa de tomate
- água conforme necessário

instruções

a) Cozinhe os pimentões em água fervente por 5 minutos e escorra.

b) Polvilhe sal dentro de cada pimenta e reserve. Em uma frigideira, refogue a cebola e a carne até dourar. Escorra o excesso de gordura. Tempere com sal e pimenta. Junte o arroz, os tomates e 1/2 xícara de água. Cubra e cozinhe até o arroz ficar macio. Retire do fogo. Misture o queijo.

c) Aqueça o forno a 350 graus F. Recheie cada pimenta com a mistura de arroz e carne. Coloque os pimentões com a parte aberta para cima em uma assadeira. Combine a sopa de tomate com água suficiente para tornar a sopa uma consistência de molho em uma tigela separada.

d) Despeje sobre as pimentas.

e) Asse coberto por 25 a 35 minutos.

83. Super Goulash

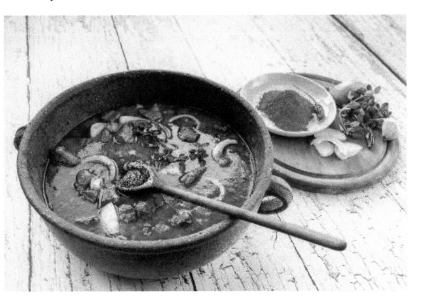

SERVE 4-6

Ingredientes

- 3 xícaras de couve-flor
- 1 quilo de carne moída
- 1 cebola média, picada
- sal a gosto
- pimenta preta moída a gosto
- alho a gosto
- 2 xícaras de feijão cozido
- 1 xícara de pasta de tomate

instruções

a) Doure a carne moída e a cebola em uma frigideira, em fogo médio. Escorra a gordura. Adicione o alho, sal e pimenta a gosto.

b) Junte a couve-flor, o feijão e a pasta de tomate. Cozinhe até que a couve-flor esteja pronta.

84. Frijoles Charros

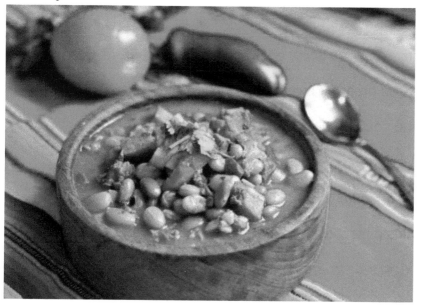

Serve 4-6
Ingredientes

- 1 quilo de feijão seco

- 5 dentes de alho, picados

- 1 colher de chá de sal

- 1/2 libra de carne de porco, em cubos

- 1 cebola picada e 2 tomates frescos, em cubos

- algumas pimentas jalapeño fatiadas fatiadas

- 1/3 xícara de coentro picado

instruções

a) Coloque o feijão pinto em um fogão lento. Cubra com água. Misture o alho e o sal. Cubra e cozinhe 1 hora em alta.

b) Cozinhe a carne de porco em uma frigideira em fogo alto até dourar. Escorra a gordura. Coloque a cebola na frigideira. Cozinhe até ficar macio. Misture os jalapenos e os tomates. Cozinhe até aquecer completamente. Transfira para o fogão lento e misture o feijão. Continue cozinhando por 4 horas em Low. Misture o coentro cerca de meia hora antes do final do tempo de cozimento.

85. frango Cacciatore

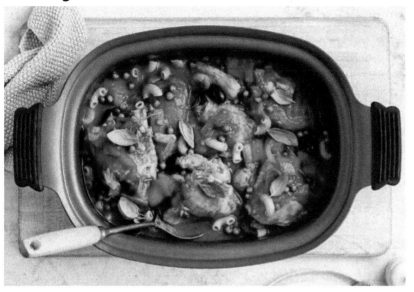

Serve 8 porções
Ingredientes

- 4 quilos de coxas de frango, com pele
- 2 colheres de sopa extra virgemOlivaóleo ouabacateóleo
- Sal
- 1 cebola fatiada
- 1/3 xícara de vinho tinto
- 1 pimentão vermelho ou verde fatiado
- 8 onças de cogumelos cremini fatiados
- 2 dentes de alho fatiados
- 3 xícaras de tomate pelado e picado
- 1/2 colheres de chá de pimenta preta moída
- 1 colher de chá de orégano seco
- 1 colher de chá de tomilho seco
- 1 ramo de alecrim fresco
- 1 colheres de sopa de salsa fresca

instruções

a) Seque o frango de todos os lados com sal. Aqueça o azeite em uma frigideira em fogo médio. Doure alguns pedaços de frango com a pele para baixo na panela (não superlote) por 5 minutos, depois vire. Deixou de lado. Certifique-se de que restam 2 colheres de sopa da gordura processada.

b) Adicione a cebola, os cogumelos e os pimentões à panela. Aumente o fogo para médio alto. Cozinhe até que as cebolas estejam macias, mexendo, cerca de 10 minutos. Adicione o alho e cozinhe mais um minuto.

c) Adicione o vinho. Raspe os pedaços dourados e cozinhe até que o vinho seja reduzido pela metade. Adicione os tomates, pimenta, orégano, tomilho e uma colher de chá de sal. Simmer descoberto por talvez mais 5 minutos. Coloque os pedaços de frango em cima dos tomates, com a pele para cima. Abaixe o fogo. Cubra a frigideira com a tampa ligeiramente entreaberta.

d) Cozinhe o frango em fogo baixo. Virar e regar de vez em quando. Adicione o alecrim e cozinhe até a carne ficar macia, cerca de 30 a 40 minutos. Decore com salsa.

86. Repolho estufado com carne

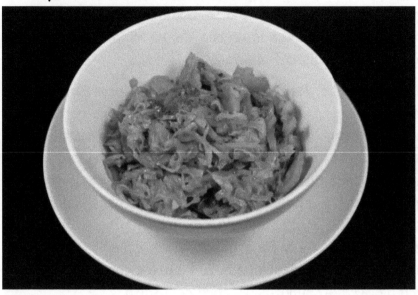

Serve 8 porções
Ingredientes

- 1-1/2 libras de carne moída
- 1 xícara de caldo de carne
- 1 cebola picada
- 1 folha de louro
- 1/4 colheres de chá de pimenta
- 2 costelas de aipo fatiadas
- 4 xícaras de repolho picado
- 1 cenoura, fatiada
- 1 xícara de pasta de tomate
- 1/4 colheres de chá de sal

instruções

a) Carne moída marrom em uma panela. Adicione o caldo de carne, a cebola, a pimenta e a folha de louro. Cubra e cozinhe até ficar macio (cerca de 30 minutos). Adicione o aipo, o repolho e a cenoura.

b) Tampe e cozinhe até os legumes ficarem macios. Misture a pasta de tomate e a mistura de temperos. Cozinhe descoberto por 20 minutos.

87. Ensopado de carne com ervilhas e cenouras

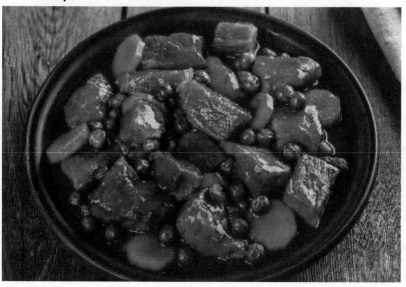

Serve 8 porções
Ingredientes

- 1-1/2 xícaras de cenouras picadas·

- 1 xícara de cebola picada

- 2 colheres de sopacocoóleo

- 1-1/2 xícaras de ervilhas verdes

- 4 xícaras de caldo de carne

- 1/2 colheres de chá de sal

- 1/4 colheres de chá de pimenta preta moída

- 1/2 colheres de chá de alho picado

- 4 quilos de chuck assado desossado

instruções

a) Cozinhe as cebolas no óleo de coco em fogo médio até ficarem macias (alguns minutos). Adicione todos os outros ingredientes e mexa.

b) Cubra e cozinhe em fogo baixo por 2 horas. Misture a farinha de amêndoa com um pouco de água fria, adicione ao ensopado e cozinhe por mais um minuto.

88. Ensopado de Frango Verde

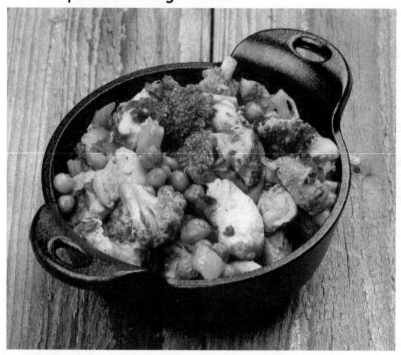

Serve 6-8
Ingredientes

- 1-1/2 xícaras de floretes de brócolis
- 1 xícara de talos de aipo picados
- 1 xícara de alho-poró fatiado
- 2 colheres de sopacocoóleo
- 1-1/2 xícaras de ervilhas verdes
- 2 xícaras de caldo de galinha
- 1/2 colheres de chá de sal
- 1/4 colheres de chá de pimenta preta moída
- 1/2 colheres de chá de alho picado

- 4 quilos de pedaços de frango desossado e sem pele

instruções

a) Cozinhe o alho-poró em óleo de coco em fogo médio até ficarem macios (alguns minutos). Adicione todos os outros ingredientes e mexa.

b) Cubra e cozinhe em fogo baixo por 1 hora. Misture a farinha de amêndoa com um pouco de água fria, adicione ao ensopado e cozinhe por mais um minuto.

89. Ensopado irlandês

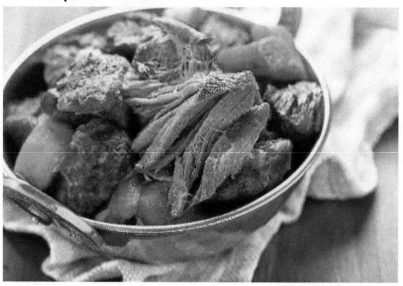

Serve 8 porções

Ingredientes

- 2 cebolas picadas
- 2 colheres de sopacocoóleo
- 1 ramo de tomilho seco
- 2 1/2 libras de carne picada do pescoço de cordeiro
- 6 cenouras picadas
- 2 colheres de arroz integral
- 5 xícaras de caldo de galinha
- Sal
- Pimenta preta da terra
- 1 bouquet garni (tomilho, salsa e louro)
- 2 batatas-doces picadas
- 1 maço de salsa picada
- 1 maço de cebolinha

instruções

a) Cozinhe as cebolas no óleo de coco em fogo médio até ficarem macias. Adicione o tomilho seco e o cordeiro e mexa. Adicione o arroz integral, as cenouras e o caldo de galinha. Adicione sal, pimenta e bouquet garni. Cubra e cozinhe em fogo baixo por 2 horas.

b) Coloque as batatas-doces em cima do ensopado e cozinhe por 30 minutos até que a carne esteja desmanchando.

c) Decore com salsa e cebolinha.

90. Ensopado de Ervilha Húngara

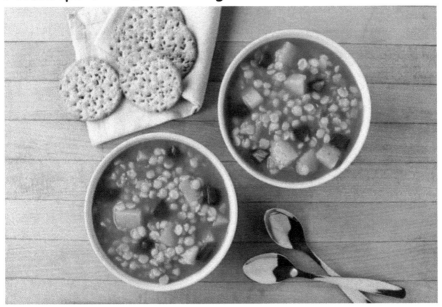

Serve 8 porções
Ingredientes

- 6 xícaras de ervilhas verdes
- 1 libra de carne de porco em cubos
- 2 colheres de sopaOlivaóleo ouabacateóleo
- 3 1/2 colheres de sopaamêndoafarinha de trigo
- 2 colheres de salsa picada
- 1 xícara de água
- 1/2 colheres de chá de sal
- 1 xícara de leite de coco
- 1 colher de chá de açúcar de coco

instruções

a) Cozinhe a carne de porco e as ervilhas verdes no azeite em fogo médio até ficarem quase macias (aprox. 10 minutos)

b) Adicione sal, salsa picada, açúcar de coco e farinha de amêndoa e cozinhe por mais um minuto.

c) Adicione a água e depois o leite e mexa.

d) Cozinhe por mais 4 minutos em fogo baixo, mexendo de vez em quando.

91. Frango Tikka Masala

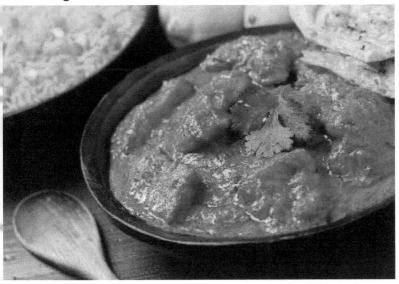

Ingredientes

- 5 quilos de pedaços de frango, sem pele, com osso
- 3 colheres de sopa de páprica tostada
- 2 colheres de sopa de semente de coentro torrado
- 12 dentes de alho picados
- 3 colheres de sopa de gengibre fresco picado
- 2 xícaras de iogurte
- 3/4 xícara de suco de limão (4 a 6 limões)
- 1 colheres de chá de sal marinho
- 4 colheres de sopacocoóleo
- 1 cebola fatiada
- 4 xícaras de tomates picados
- 1/2 xícara de coentro picado
- 1 xícara de creme de coco

instruções

a) Pontue o frango profundamente em intervalos de 1 polegada com uma faca. Coloque o frango em uma assadeira grande.

b) Combine coentro, cominho, páprica, açafrão e pimenta de Caiena em uma tigela e misture. Separe 3 colheres de sopa desta mistura de especiarias. Combine as 6 colheres de sopa restantes da mistura de especiarias com 8 dentes de alho, iogurte, 2 colheres de sopa de gengibre, 1/4 xícara de sal e 1/2 xícara de suco de limão em uma tigela grande e misture. Despeje a marinada sobre os pedaços de frango.

c) Aqueça o óleo de coco em uma panela grande em fogo médio-alto e adicione o alho e o gengibre restantes. Adicione cebolas. Cozinhe cerca de 10 minutos, mexendo de vez em quando. Adicione a mistura de especiarias reservada e cozinhe até perfumar, cerca de meio minuto. Raspe os pedaços dourados do fundo da panela e adicione os tomates e metade do coentro. Ferva por 15 minutos. Deixe esfriar um pouco e bata.

d) Junte o creme de coco e o restante de um quarto de xícara de suco de limão. Tempere a gosto com sal e reserve até que o frango esteja cozido.

e) Cozinhe o frango em uma grelha ou sob uma grelha.

f) Retire o frango do osso e corte em pedaços grosseiros. Adicione pedaços de frango ao pote de molho. Leve ao fogo médio e cozinhe por cerca de 10 minutos.

92. Guisado de carne à grega (Stifado)

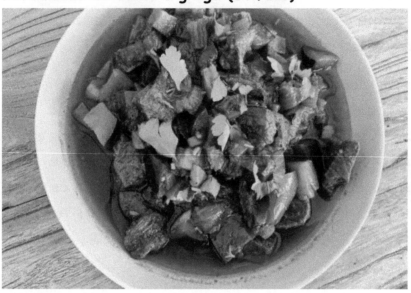

Serve 8 porções

Ingredientes

- 4 pedaços grandes de ossobuco de vitela ou vaca
- 20 chalotas inteiras, descascadas
- 3 folhas de louro
- 8 dentes de alho
- 3 ramos de alecrim
- 6 pimentões inteiros
- 5 cravos inteiros
- 1/2 colheres de chá de noz-moscada moída
- 1/2 xícaraOlivaóleo ouabacateóleo
- 1/3 xícara de vinagre de maçã
- 1 colheres de sal
- 2 xícaras de pasta de tomate
- 1/4 colheres de chá de pimenta preta

instruções

a) Misture o vinagre e a pasta de tomate e reserve. Coloque a carne, as chalotas, o alho e todas as especiarias na panela.

b) Adicione o extrato de tomate, o azeite e o vinagre. Tampe a panela, leve ao fogo baixo e cozinhe em fogo baixo por 2 horas. Não abra e mexa, apenas agite a panela de vez em quando.

c) Sirva com arroz integral ou talvez quinoa.

93. Ensopado de Carne com Feijão Vermelho

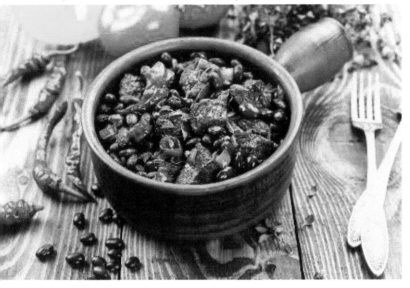

Serve 8 porções

Ingredientes

- 3 colheres de sopaOlivaóleo ouabacateóleo
- 1/2 cebola picada
- 1 libra de carne magra em cubos cozida
- 2 colheres de chá de cominho moído
- 2 colheres de chá de açafrão moído (opcional)
- 1/2 colheres de chá de canela em pó (opcional)
- 2 1/2 xícaras de água
- 5 colheres de sopa de salsa fresca picada
- 3 colheres de cebolinha picada
- 2 xícaras de feijão cozido
- 1 limão, suco de
- 1 colheres de sopaamêndoafarinha de trigo
- sal e pimenta preta

instruções

a) Refogue a cebola em uma panela com duas colheres de azeite até dourar.

b) Adicione a carne e cozinhe até que a carne esteja dourada de todos os lados. Junte açafrão, canela (ambos opcionais) e cominho e cozinhe por um minuto. Adicione a água e deixe ferver.

c) Tampe e cozinhe em fogo baixo por 45 minutos. Mexa de vez em quando. Refogue a salsinha e a cebolinha com as 1 colheres restantes de azeite por cerca de 2 minutos e adicione essa mistura à carne. Adicione o feijão e o suco de limão e tempere com sal e pimenta.

d) Junte uma colher de sopa de farinha de amêndoa misturada com um pouco de água para engrossar o guisado. Cozinhe descoberto por meia hora até que a carne fique macia. Sirva com arroz integral.

94. Ensopado de Cordeiro e Batata Doce

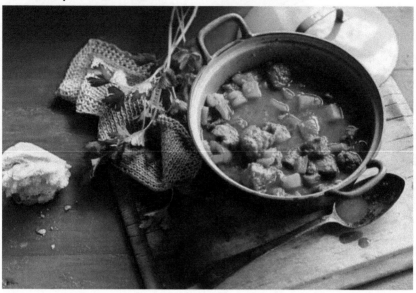

Serve 8 porções

Ingredientes

- 1-1/2 xícaras de pasta de tomate
- 1/4 xícara de suco de limão
- 2 colheres de sopa de mostarda
- 1/2 colheres de chá de sal
- 1/4 colheres de chá de pimenta preta moída
- 1/4 xícara de manteiga de amêndoa em pedaços
- 2 batatas doces em cubos
- 1/2 colheres de chá de alho picado
- 4 quilos de chuck assado desossado

instruções

a) Em uma tigela grande, misture a pasta de tomate, o suco de limão, a manteiga de amêndoa e a mostarda. Acerte o sal, a pimenta, o alho e a batata-doce em cubos.

b) Coloque o chuck assado em um fogão lento. Despeje a mistura de tomate sobre a carne assada.

c) Cubra e cozinhe em fogo baixo por 7 a 9 horas.

d) Retire o assado do fogão lento, desfie com um garfo e volte para o fogão lento. Mexa a carne para cobrir uniformemente com o molho.

e) Continue cozinhando por aproximadamente 1 hora.

95. Peito de Frango Assado

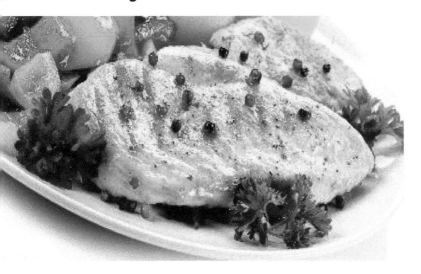

SERVE 10 PORÇÕES

Ingredientes

- 10 peitos de frango desossados e sem pele
- 3/4 xícara de iogurte desnatado
- 1/2 xícara de manjericão picado
- 2 colheres de chá de farinha de araruta
- 1 xícara de aveia moída grosseiramente

instruções

a) Disponha o frango em uma assadeira. Combine manjericão, iogurte e farinha de araruta; misture bem e espalhe sobre o frango.

b) Misture a aveia com sal e pimenta a gosto e polvilhe sobre o frango.

c) Asse o frango em 375 graus no forno por meia hora. Rende 10 porções.

96. Frango Assado com Alecrim

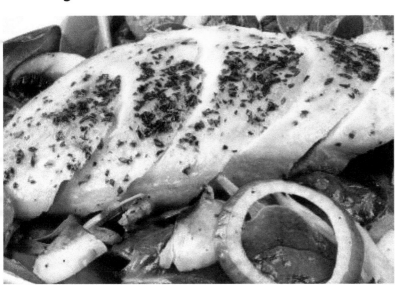

SERVE 6-8

Ingredientes

- 1 (3 libras) de frango inteiro, lavado, sem pele
- Sal e pimenta a gosto
- 1 cebola, em quatro
- 1/4 xícara de alecrim picado

instruções

a) Aqueça o forno a 350F. Polvilhe sal e pimenta na carne. Recheie com a cebola e o alecrim.

b) Coloque em uma assadeira e leve ao forno pré-aquecido até que o frango esteja cozido.

c) Dependendo do tamanho da ave, o tempo de cozimento pode variar.

97. Carne Assada

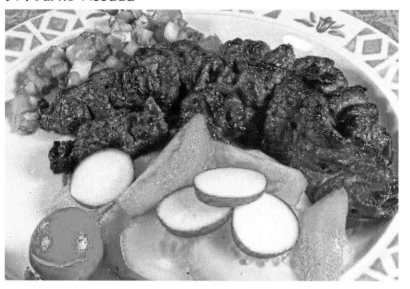

instruções

a) Misture o alho, jalapeno, coentro, sal e pimenta para fazer uma pasta. Coloque a pasta em um recipiente. Adicione o óleo, o suco de limão e o suco de laranja. Agite para combinar. Use como marinada para carne ou como condimento de mesa.

b) Coloque a fraldinha em uma assadeira e despeje a marinada por cima. Refrigerar até 8 horas. Retire o bife da marinada e tempere-o de ambos os lados com sal e pimenta.

c) Grelhe (ou grelhe) o bife por 7 a 10 minutos de cada lado, virando uma vez, até ficar meio malpassado. Coloque o bife em uma tábua de corte e deixe os sucos assentarem (5 minutos). Corte o bife em fatias finas ao longo do grão.

98. Cioppino

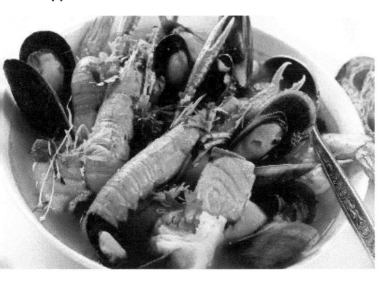

SERVE 6 PORÇÕES

Ingredientes

- 3/4 xícaracocoóleo

- 2 cebolas, picadas

- 2 dentes de alho, picados

- 1 maço de salsa fresca, picada

- 1,5 xícaras de tomates refogados

- 1,5 xícaras de caldo de galinha

- 2 folhas de louro

- 1 colheres de sopa de manjericão seco

- 1/2 colheres de chá de tomilho seco

- 1/2 colheres de chá de orégano seco

- 1 xícara de água

- 1-1/2 xícaras de vinho branco

- 1-1/2 libras de camarão grande descascado e limpo

- 1-1/2 libras de vieiras de baía

- 18 amêijoas pequenas

- 18 mexilhões limpos e sem barba

- 1-1/2 xícaras de carne de caranguejo

- 1-1/2 libras de filés de bacalhau, em cubos

instruções

a) Em fogo médio, derreta o óleo de coco em uma panela grande e adicione a cebola, a salsa e o alho. Cozinhe lentamente, mexendo de vez em quando até a cebola ficar macia. Adicione os tomates à panela. Adicione o caldo de galinha, orégano, louro, manjericão, tomilho, água e vinho. Misture bem.

b) Cubra e cozinhe por 30 minutos. Junte o camarão, as vieiras, as amêijoas, os mexilhões e a carne de caranguejo. Misture o peixe. Traga para ferver. Abaixe o fogo, tampe e cozinhe até as amêijoas abrirem.

99. Linguado com coco laranja

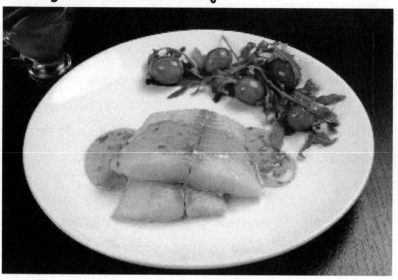

Serve 6 porções

Ingredientes

- 31/2 libras. linguado
- 3 colheres de vinho branco
- 3 colheres de sopa de suco de limão
- 3 colheres de sopacocoóleo
- 3 colheres de salsa
- 1 colher de chá de pimenta preta
- 2 colheres de sopa de raspas de laranja
- 1/2 colheres de chá de sal
- 1/2 xícara de cebolinha picada

instruções

a) Pré-aqueça o forno a 325F. Polvilhe o peixe com pimenta e sal.

b) Coloque o peixe na assadeira. Polvilhe as raspas de laranja sobre o peixe. Derreta o óleo de coco restante e adicione a salsa e cebolinha ao óleo de coco e despeje sobre o linguado. Em seguida, adicione o vinho branco.

c) Leve ao forno e asse por 15 minutos. Sirva o peixe com suco extra ao lado.

100. Salmão grelhado

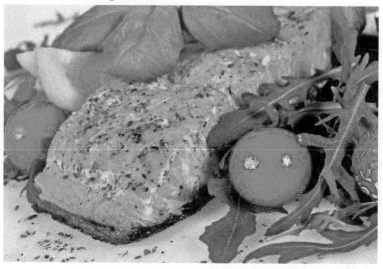

Serve 4 porções

Ingredientes

- 4 (4 onças) filés de salmão
- 1/4 xícaracocoóleo
- 2 colheres de sopa de molho de peixe
- 2 colheres de sopa de suco de limão
- 2 colheres de sopa de cebolinha verde em fatias finas
- 1 dente de alho picado e 3/4 colheres de chá de gengibre em pó
- 1/2 colheres de chá de flocos de pimenta vermelha esmagados
- 1/2 colheres de chá de óleo de gergelim
- 1/8 colheres de chá de sal

instruções

a) Misture o óleo de coco, molho de peixe, alho, gengibre, flocos de pimenta vermelha, suco de limão, cebolinha, óleo de gergelim e sal. Coloque o peixe em um prato de vidro e despeje a marinada.

b) Cubra e leve à geladeira por 4 horas.

c) Pré-aqueça a grelha. Coloque o salmão na grelha. Grelhe até o peixe ficar macio. Vire na metade durante o cozimento.

CONCLUSÃO

Para determinar se um alimento tem baixo teor de gordura, uma pessoa pode ler seu rótulo nutricional. É vital ler a parte do rótulo que lista valores específicos, pois muitos fabricantes rotulam os alimentos como "baixo teor de gordura", apesar de terem um teor de gordura relativamente alto.

Exemplos de alimentos com baixo teor de gordura que uma pessoa pode incorporar em sua dieta incluem:

- Cereais, grãos e produtos de massas

- tortilhas de milho ou trigo integral

- biscoitos assados

- cereais mais frios

- macarrão, especialmente versões de grãos integrais

- aveia

- arroz

- bagels de grãos inteiros

- Bolinhos ingleses

- pão pita